Zur

historischen Biologie der Krankheitserreger

Materialien, Studien und Abhandlungen

gemeinsam mit

T. v. GYÖRY in Budapest und W. HIS in Berlin

herausgegeben von

KARL SUDHOFF und GEORG STICKER
Leipzig Münster i. W.

---

7. Heft

Arnold C. Klebs

Die Variolation im achtzehnten Jahrhundert

Ein historischer Beitrag zur Immunitätsforschung

Gießen 1914
Verlag von Alfred Töpelmann (vormals J. Ricker)

Druck von C. G. Röder G. m. b. H., Leipzig. 847714.

Die ätiologische Forschung hat ihr Gebiet in den vergangenen fünfundzwanzig Jahren sehr bedeutend erweitert. Die Entdeckung neuer Formen von Krankheitserregern (Protistenkunde), die größere Aufmerksamkeit auf das Verhalten des erkrankten Organismus selbst gegenüber dem Erreger (Immunitäts- und Konstitutionslehre) hat die Bakteriologie ihrer Führerstelle beraubt. Dennoch fußt die ätiologische Forschungsmethode mit Recht noch immer, wenn auch nicht gleichmäßig beachtet, auf den drei berühmten Postulaten der Bakteriologie, die, zuerst von Edwin Klebs aufgestellt, aber Koch gewöhnlich zugeschrieben, den Nachweis des Erregers, seine Züchtung und die Erzeugung des typischen Krankheitsbildes durch seine Einimpfung verlangen. Das dritte, vielleicht wichtigste Postulat bietet oft die größten Schwierigkeiten, die eine verfeinerte Technik allein nicht überwinden kann; betrifft es doch die komplizierten Wechselbeziehungen und -wirkungen zwischen lebenden Organismen. Die Hauptschwierigkeit liegt in der Beschaffung brauchbarer Versuchstiere, da ein Experimentieren am Menschen nicht mehr statthaft ist. In dem Bestreben, Bedingungen zu schaffen, die möglichst denen des menschlichen Körpers gleichen, hat man sich genötigt gesehen, anthropoide Affen als Versuchstiere zu benutzen. Auch hierbei haben sich neue Schwierigkeiten ergeben, die man dadurch zu umgehen suchte, daß man die Versuche in die Heimat der Affen verlegte. Daß auch eine derartig weitgehende Versuchsanordnung noch nicht vollkommen befriedigende Resultate zeitigen konnte, ist ersichtlich aus den Ergebnissen eines solchen großzügig geplanten und durchgeführten Experimentes, dessen Wesen mit dem uns hier beschäftigenden Thema zusammenfällt.

Es handelt sich um die große, viel besprochene Versuchsreihe von Pockenimpfungen an anthropoiden Affen in Manila durch die amerikanischen Forscher Councilman, Brinkerhoff und Tyzzer[1]). Obgleich es diesen Forschern gelungen ist, verschiedene dunkle

Punkte in unserem Verständnis des Pockenprozesses zu klären, sprechen sie es doch ganz unverblümt aus, daß zur Lösung der wichtigsten Fragen es nötig wäre, ein Versuchstier zu finden, in dem eine variola vera unter gleichen Bedingungen wie im Menschen erzeugt werden kann. In seiner Einleitung zu dem Bericht über diese Versuche sagt Prof. Councilman: „Alles, was wir über variola inoculata im Menschen wissen, stammt aus der alten Literatur." Er sagt aber nicht, daß diese Literatur eingesehen und benutzt worden ist, jedenfalls sind nirgends Fälle aus dieser alten Literatur, etwa vergleichsweise, angeführt worden. Dies soll nun nicht als Überkritik der wertvollen Versuche Councilmans aufgefaßt werden, und ich hoffe, daß der verehrte Forscher es mir nicht verübeln wird, wenn ich gerade seinen Bericht dazu benutzte, eine allgemeine Tendenz moderner Medizinliteratur zu beleuchten. Die Zumutung, eine mehr als hundert Jahre alte Literatur beim Planen einer Versuchsreihe zu berücksichtigen, würde wohl jedem modernen Experimentalforscher ein Lächeln ablocken. Es ist aber der Zweck dieser Arbeit, zu zeigen, daß, trotz scheinbarer Absurdität, eine solche Zumutung mit Recht gemacht werden kann. Soweit hat nur ein einziger moderner Experimentalforscher, ein Pionier auf dem Gebiete der Immunitätswissenschaft, von Pirquet, die Wichtigkeit der alten Dokumente klar gesehen und hat Beispiele daraus zur Bestätigung seiner eigenen Befunde herangezogen, wodurch unser Verständnis der feineren, im Körper durch den Impfstoff veranlaßten Vorgänge bedeutend erleichtert worden ist. Aber auch er schöpft meistens aus Berichten zweiter Hand; denn er fürchtet mit Recht „in der Literatur zu ersticken" [2]).

Die Erkenntnis der Wichtigkeit der historischen Arbeit besteht also schon, — so spricht ja auch Weichardt von der Variolation als dem Grundexperiment aktiver Immunisierung, — nur steht der Forscher „verwirrt vor dem Wuste von Papier" (von Pirquet). Bevor ich mich daran machen kann, die Fundamentaltatsachen aus der Literatur auszuschälen und in logischer Weise aneinander zu ordnen, habe ich mir in der vorliegenden Arbeit nur die Aufgabe gestellt, den Entwicklungsgang des Grundgedankens in chronologischer Folge darzustellen. Hauptsächlich, um es übersichtlich zu gestalten, teile ich das Thema nach den Bestrebungen in den verschiedenen Ländern ein und schicke der Beschreibung derselben einen Abschnitt über die Primitivimpfungen voraus. Nur rein Kasuistisches und Experimentelles zu bringen, scheint mir nicht angezeigt, denn ohne eine gewisse Einsicht in die allgemeinen Zeitverhältnisse, Gedankenströmungen und die handelnden Individualitäten würde manches unverständlich bleiben. Ich hoffe, daß mir dies gelingen möge ohne wesentliche Irrtümer und Ungenauigkeiten.

Primitivimpfungen. Wenn man nach den frühesten Anfängen der Variolation forscht und die überlieferten Tatsachen kritisch untersucht, kann man sich der Richtigkeit der Auffassung Sir George Bakers, eines der besten Beobachter unter den damaligen Impffreunden, auch heute nicht verschließen. Er sagte[3]): „It cannot but be acknowledged that the art of Medicine has, in several instances, been greatly indebted to accident and that some of its most valuable improvements have been received from the hands of ignorance and barbarism". Maupertuis sprach denselben Gedanken aus und setzte hinzu, daß „nous n'en devons pas un seul (spécifique) à la science des Médecins", einen Satz, den Neuburger 1901[4]) als abgetan auffaßte, dann aber 1903[5]) wieder aufnahm, indem er den Paracelsus sehr schön malte als die „Verkörperung jener rätselvollen, intuitiv antizipierenden Vernunft des Volkes . . „ welche aus dem unergründlichen Borne einer mehr empfundenen, als bewußt erkannten Erfahrung schöpfend, den dialektisch entwickelten Verstand der Schulgelehrsamkeit nicht gar zu selten beschämt". Gerade die Frühgeschichte der Variolation zeigt, wie zielsicher dieses primitive, unbewußte Streben sich eines nun als ungemein wichtig anerkannten Prinzipes bemächtigte und es zweckmäßig anwandte, während gleichzeitig und später die zweckbewußte Tätigkeit des Intellekts sich in der Suche nach Gegenmitteln erschöpfte.

An welchen Orten die Variolation zuerst geübt worden ist, läßt sich jetzt schwer entscheiden. Von ihrer weiten Verbreitung läßt sich schließen, daß sie an den verschiedensten Orten spontan entstand als instinktive Abwehr der Pockennot. Die allerfrühesten Nachrichten über die Krankheit selbst enthalten häufig auch Berichte über deren Schutzimpfung. Dies besonders in den mehr oder weniger sagenhaften Überlieferungen des Orients. Die angebliche Anspielung hierauf in der Chronik des Marius, Bischof von Avenches und Lausanne im sechsten Jahrhundert, habe ich im Texte nicht finden können. Die wenigen Zeilen enthalten nur den bekannten Bericht über die schwere Seuche, die, zirka 570, in Italien und Gallien wütete und hier zum ersten Male als Variola bezeichnet wird, ohne die Diagnose in unserem Sinne zu sichern. Anders verhält es sich mit dem salernitanischen (?) Vers „adversus variolas":

> Ne pariant teneris variolae funera natis
> Illorum venis variolas mitte salubres.
> Seu potius morbi contagia tangere vitent (etc.)

De Renzi in seinem „Flos" (edit. 1859, p. 90) gibt diesen Vers unter den ihm nicht sicher authentisch erscheinenden, ohne aber seine Quelle näher zu bezeichnen. In einer Note fügt er hinzu: „Hoc loco auctor commendat variolarum insitionem, quae nec in XVIII. saeculo nec in Graecia fuit inventa, et vetustior est"; was sehr wahrscheinlich ist, wobei das Datum aber unbestimmt bleibt. Ich finde nachträglich, daß Haeser (iii, p. 66) die Stelle auch zitiert, er hält der von Groshans gemachten Annahme, es handele sich um die absichtliche Ansteckung von Kindern, entgegen, daß die Worte „mitte venis" einer solchen Meinung nicht günstig seien. Daß „vena" in vielerlei Sinn gebraucht worden ist, steht fest, und daher schien es mir nicht unbedingt zwingend, anzunehmen, daß mit den beiden Worten die operative Übertragung der Krankheit gemeint ist. Das Hauptinteresse liegt in dem klar ausgesprochenen Vorschlage, durch absichtliche Übertragung einer Krankheit die zufällige zu verhüten. Bestimmt entscheiden läßt sich die gemeinte Methode kaum.

Bis am Ende des siebzehnten Jahrhunderts finden wir in der Literatur des Westens keine Spuren, die auf Variolation deuten. In den Ephemeriden der Academia Leopoldina-Carolina (Leipzig 1670 bis 1705) finden sich die ersten authentischen Berichte über die Sitte des „Pockenkaufens" von Vollgnad aus Breslau und Schultz aus Thorn (1671 und 1677). Dieses Verfahren, das wir später in allen möglichen Teilen der Welt mit einigen Variationen antreffen, besteht in diesem Falle darin, daß die Kinder, die gegen Pocken geschützt werden sollen, nach dem Pockenhause gesandt werden, um sich dort von einem Patienten in Konvaleszenz für ein paar Geldstücke Pockenkrusten zu erstehen. Daß mittels dieser Krusten die Krankheit übertragen wurde, geht mit ziemlicher Sicherheit hervor; Vollgnad spricht von der größeren Benignität der Infektion, Schultz hingegen erwähnt den Fall seines Bruders, der viel schwerer als die natürliche Krankheit ausfiel. Von einer absichtlich hervorgebrachten Hautverletzung zur Impfung ist nicht die Rede. Die Sache wurde als ein Beispiel der abergläubischen Transplantation von Krankheiten, die damals in vielen, auch gelehrten, Köpfen spukte, besprochen. Thomas Bartholin und Grube[6]) sind die Vertreter dieser „Wissenschaft". Das Prinzip der Sache hier ist ein ganz anderes als im Falle des „Pockenkaufens", wie es das von Creighton[7]) zitierte Beispiel aus der englischen Provinz im siebzehnten Jahrhundert dartut: „Einige Leute, die an Pocken leiden, halten sich ein Schaf oder einen Schöps nahe in ihrer Kammer, denn diese Tiere empfangen die vergiftete Materie und ziehen sie an sich" (Slatholm von Buntingford) — eine Neuauflage des biblischen Sündenbockes! Das hat natürlich ebensowenig mit Variolation zu tun wie die von Massey während der ersten Impfpolemik in London (1722) als satanische Inokulation vindizierte Stelle im Buche Hiob (II, 7): „Da ging Satan von Jehova hinweg und schlug Hiob mit bösartigem Geschwür von der Fußsohle bis zum Scheitel", eine Stelle, die ja bekanntlich den historischen Diagnostikern viel zu schaffen gemacht hat.

Die weiteren Frühberichte über Variolation stammen alle aus der Zeit, wo die Sache in Europa und Amerika sich schon einigermaßen das Bürgerrecht erworben hatte und als Disputationsthema die Gemüter warm erhielt. Viele sind einfach sensationell, in üblicher Weise zeigend, daß es eben nichts Neues unter der Sonne gibt, oft Übertreibungen oder pure Erfindungen, so daß sie cum grano salis zu nehmen sind. Unter diese Kategorie gehören wahrscheinlich die vielen Berichte von „Pockenkaufen" und Impfungen in Schottland (Monro I., Kennedy), in Wales (Perrot Williams), in der Auvergne und in Perigord (de la Condamine), in Jütland (Bartholin), im Cleveschen (Schwencke) und anderen Teilen Deutschlands. Die hier geschilderte Methode der Impfung besteht darin, daß Pockenkrusten oder Eiter kürzere oder längere Zeit, mehr oder weniger intensiv mit der Haut des zu Impfenden in Berührung gebracht werden. Gewöhnlich wird der Impfstoff von milden Fällen genommen. Originelle Verfahren will Ribeiro Sanchez (1764) im Gouvernement von Kasan beobachtet haben. Sie bestehen in Impfung durch Inhalation und nachfolgendem dreitägigen Schwitzbade, oder Kinder werden im Bade mit einer Bürste, die einem Pockenkranken gedient hatte, bearbeitet, oder endlich werden Pockenkrusten in Honigwasser zum gleichen Zwecke eingenommen. Sanchez, der auf Boerhaaves Empfehlung nach Rußland gekommen war, erinnerte sich dieser Sache erst zwanzig Jahre später in Paris, wo er schriftstellerte und wo alles „Neue" über Inokulation gierig gelesen wurde. Bacheracht weiß 1769 verschiedenes über „Pockenkaufen" unter den russischen Bauern, seine Beschreibung ist der erwähnten von Vollgnad und Schultz sehr ähnlich, auch soll nach ihm die gleiche Sitte in Schweden bestehen. S. G. Gmelin, der, wie sein Onkel, Rußland in allen Richtungen bereist hat, findet (1771) das „Pockenkaufen" seit „undenkbaren Zeiten" in Klein-Rußland einheimisch. In Ostrogorsk trifft er eine 70jährige Frau, die in ihrer Kindheit geimpft worden war und nun selbst ihre Enkelin impfte. Er glaubt, daß das Verfahren von den Tataren und Türken übernommen worden sei. Grot, der sich um die Einführung der Impfung in Rußland sehr verdient gemacht hat, erzählt (1769—81), daß die Kamtschadalen ihre Kinder mittels in Pockeneiter getauchter Fischgräten impften[8]).

Dies bringt uns nach Asien, von wo aus, wie bekannt, die Einführung der Impfung nach dem Westen stattfand. Ich möchte aber vorher auf einige Berichte aus Afrika hinweisen, die nicht ohne Interesse sind, besonders da ja dieser Kontinent als das Ursprungsland der Pocken bezeichnet worden ist. Außer einigen älteren Nachrichten von hier verdienen besonders die neueren über zum Teil noch bestehende Variolationsverfahren aufmerksame Berücksichtigung. Im achtzehnten Jahrhundert beschrieb der tripolitanische

Gesandte, Kassem Aga, eine derartige Prozedur, die seit alten Zeiten von mohammedanischen Stämmen in Tripolis, Tunis und Kabylien gepflegt worden sei. Dieser Bericht wurde damals viel zitiert. Kittredge hat in einer sehr interessanten Arbeit[9]) kürzlich nachgewiesen, daß der Prediger Cotton Mather, welcher sich um die Einführung der Impfung in Boston (Massachusetts) sehr verdient gemacht hat, schon im Jahre 1716 von seinem Negersklaven in Erfahrung brachte, daß in dessen afrikanischer Heimat regelmäßig mit Pockeneiter geimpft werde. Mather erwähnt in einem Briefe an Fothergill ausdrücklich, daß er über diese Sache unterrichtet war, bevor er überhaupt etwas von Pockenimpfung von anderer Seite vernommen hatte. Wie wir sehen werden, ist die Impfung in Boston im Jahre 1721, also zur gleichen Zeit wie in London, zum ersten Male ausgeführt worden. Ähnliche Angaben über Negerimpfungen finden sich auch in der späteren amerikanischen Literatur (Cadwallader Colden, 1753, et al.); es scheint, daß die Sklavenhändler das Verfahren gut kannten und dasselbe systematisch benutzten, um sich vor Verlusten ihrer schwarzen „Ware" zu schützen.

Wenn man sich nun die neueren Berichte von Afrikareisenden ansieht, so bekommt man den Eindruck, daß die Impfung sich spontan in verschiedenen Teilen des Landes ausgebildet hat und heute noch fortbesteht. Es würde sich jedenfalls verlohnen, der Sache nachzuspüren; ich muß mich jedoch hier darauf beschränken, einen kurzen Überblick zu geben. Im allgemeinen beziehen sich die meisten der Berichte auf die seßhaften, Ackerbau und Viehzucht treibenden Negerstämme. Die Methodik besteht immer in operativer Übertragung von Eiter. Von Westafrika, der Quelle der Sklavenware, konnte ich nur vereinzelte Nachrichten finden. Hier soll die Variolation von den Aschantis und gewissen maurischen Stämmen gepflegt werden. Weit mehr hört man von Impfungen in Zentral- und Ostafrika. Hier bilden die Nachrichten von Impfungen bei den Somalis (Stahlmann) die Brücke zwischen Asien und Afrika. Im Quellgebiete des Weißen Nils und um den Viktoria-See herum scheint die Variolation sehr häufig vorgenommen zu werden. Hier finden wir sie nördlich bei den Bari und im alten Königreich von Uganda bei dem wichtigsten der einheimischen Bantustämme, den Waganda (Welson und Felkin). Südlich vom Viktoria-See ist sie bei dem anderen Bantustamme, den Wanjamwesi, gefunden worden. Die älteren Nachrichten von der Variolation in Nordafrika sind kürzlich durch aktuelle Beobachtungen des französischen Marinearztes H. Gros bestätigt worden, der, in Rébéval in Algerien stationiert, dort Gelegenheit gehabt hat, eine größere Anzahl Impfungen bei den Arabern und Kabylen zu beobachten und deren Resultate zu verfolgen. Klinisch stimmen seine Beobachtungen sehr gut mit denen aus dem achtzehnten Jahrhundert überein. Die Schlußfolgerungen, die er daraus zieht, nämlich, daß man sich ganz gut und ohne Gefahr der Variolation anstatt der Vakzination bedienen könne, falls der Vorrat an Vakzine versage, verdient jedenfalls der Erwähnung und Überlegung[10]).

Was nun Asien betrifft, so habe ich den Frühbericht von Kamtschatka schon erwähnt. Hieran anschließend möchte ich auf zwei Nachrichten aus dem asiatischen Südrußland aufmerksam machen, die, soviel mir bekannt, in der zugänglichen Literatur nicht erwähnt worden sind. Ich entnehme sie dem ausführlichen russischen Werke von W. Hubert in St. Petersburg, das ich mir teilweise habe übersetzen lassen[11]). Hubert hat sich bei im russischen Turkestan in der Provinz Samarkand ansässigen Ärzten erkundigt und recht interessante Berichte von diesem nördlich von Pamir, dem „Dache der Welt", gelegenen Landstriche, über noch jetzt ausgeübte Variolationen erhalten. Dr. Aframowitch schreibt ihm, daß in Samarkand in gewissen Distrikten sporadische Epidemien von Pocken auftreten, die sich nur durch die von einer Bande von einheimischen „Impfspezialisten" ausgeübten Impfungen erklären ließen. Die Regierung könne nichts gegen die Leute ausrichten, da die Bevölkerung für sie Partei ergreife und sich weigere, sie anzuzeigen. Diese Leute seien vom Stamme Kojsi, d. h. Abkömmlinge Mohammeds. Ihr Verfahren sei ein Geheimnis des Stammes, das sich von Vater auf Sohn vererbe. Aframowitch hat es, wie es scheint, doch ausfindig gemacht und beschreibt es folgendermaßen als eine künstliche Abschwächung des Pockengiftes: die Krusten werden, vor deren Eintrocknung, mit einem Kupferlöffel von der Haut abgehoben, mit Wasser verrieben und in einem Holzgefäße mit etwas Baumwolle (zur Verhütung der Austrocknung) aufbewahrt. Die Masse wird, zugedeckt, eine Woche oder länger stehen gelassen. Sie wird gebrauchsfertig, wenn sich ein ganz bestimmter Grad der Fäulnis durch den Geruch feststellen läßt. Dann nimmt der Impfer, „Ousta" genannt, einen Tropfen von der Flüssigkeit auf drei bis vier zusammengebundene Nadeln und sticht damit leicht die Haut des zu Impfenden. Aframowitch konstatiert den leichten Verlauf der folgenden Erkrankung (wenige Pusteln), fügt aber hinzu, daß manchmal Tod durch septische Infektion eintrete.

Dr. Moïseff berichtet ganz Ähnliches von Chodschent und glaubt, daß das Verfahren schon seit sehr alten Zeiten in der Gegend gepflegt worden sei, jedenfalls vor der Ankunft der Russen.

Was nun die Verhältnisse in den uns am meisten interessierenden asiatischen Ländern, speziell in China und in Indien, betrifft, so steht uns noch wenig kritisch gesichtetes Material zu einer einheitlichen Beurteilung der dort ausgeübten Variolation zur Verfügung. Nur die Tatsache, daß in verschiedenen Landesteilen Schutzimpfungen gemacht worden sind, steht fest. Wie der Ursprung der Krankheit selbst, so wird auch hier der Anfang der Schutzimpfung in die „graue Vorzeit" versetzt. Unsere ältesten Gewährsleute in dieser Frage sind für China der Jesuitenmissionar d'Entrecolles[12]), für Nordindien, speziell Bengalen, der englische Arzt Holwell, welcher dort während einiger Jahre seinem Berufe nachging[13]), für Südindien der französische Reisende Sonnerat[14]) und etwas später Moore[15]). Fernerhin liegen auch hier Nachrichten über noch fortbestehende Variolationen vor[16]). Die gangbaren Anschauungen über die Sache sind meistens von Moore kritiklos übernommen worden. Orth und Jolly[17]) haben schon auf die Unrichtigkeit der Anschauungen, wenigstens in bezug auf das Alter der Krankheit, aufmerksam gemacht.

Die ersten Nachrichten über die Pocken und deren Impfung in China finden sich in dem Buche Teoutchin-sin-fa (d. h. Herzenstraktat über die Pocken). Es wurde zum ersten Male kurz vor 1779 veröffentlicht. D'Entrecolles scheint es lange vorher gekannt zu haben, denn er berichtet 1726 über das darin beschriebene Tschanteoo oder „Pockensäen". Hierbei werden trockene Pockenkrusten, ganz oder zerrieben, in die Nase gelegt oder eingeblasen. Ein Zusatz von Moschus mag zur Abschwächung gedient haben. Der altersgraue Ursprung des Verfahrens erleidet eine gewisse Einschränkung, wenn man berücksichtigt, daß der Teoutchin-sin-fa mit Bestimmtheit darauf hinweist, daß die Pocken erst während der Herrschaft der Chou (Tscheou) auftraten. Diese Dynastie dauerte von 1122 bis 250 v. Chr., was Moore veranlaßt, das Erscheinen der Pocken mit dem Jahre 1122 v. Chr. beginnen zu lassen, während Haeser sogar von der Abfassung des Werkes in diesem Jahre spricht. Nach Besenbruch[18]) hingegen ist die Impfung erst in der Sung-Dynastie (960—1280 n. Chr.) bekannt geworden, und zwar, wie B. Laufer[19]) berichtet, unter dem Kaiser Jên-Tsung (1023 bis 1063 n. Chr.), der nach v. Zaremba[20]) selbst von einem gewissen Yo-mei-schan, dem angeblichen Erfinder der Methode, geimpft worden sein soll.

H. Laufer zitiert Campbell, nach welchem in Osttibet jährlich in der warmen Jahreszeit Variolationen vorgenommen werden. Die Methode ist die gleiche wie in China, von wo sie herstammen soll; jedoch sollen auch außerdem Impfungen durch Einschnitte im Handgelenk vorgenommen werden. Über das Alter der Impfung ist hier nichts ausgesagt[21]).

Was Indien betrifft, so meldet Baas in seinem ausgezeichneten Geschichtswerke (p. 567), daß die Impfung schon im Atharva-Veda (entstanden um 1000 v. Chr.) erwähnt werde. Er wie auch Hirsch haben diese Annahme jedenfalls Holwell entnommen, der sie in seinem Bericht von 1767 über die Pockenimpfung in Indien zuerst ausgesprochen hatte. Die Behauptung ist höchstwahrscheinlich unbegründet; denn die Indophilologen und Ärzte sind sich darüber einig, daß im Atharva-Veda, bei Charaka (erstes Jahrh. n. Chr.) und in der Bowerhandschrift (zirka fünftes Jahrh. n. Chr.), die Pocken überhaupt nicht erwähnt sind. Bei Sus'ruta sind die Pocken als ein „kleineres Übel" geschildert; in ihrer virulenten Form erscheinen sie erst in dem Bhāvaprakāsa, einem im sechzehnten Jahrhundert verfaßten medizinischen Werke. Wenn sich nun Holwells Behauptung nach neueren Untersuchungen nicht aufrechterhalten kann, so bleibt doch das von ihm beobachtete Impfverfahren recht interessant. Nach ihm werden die Impfungen periodisch und systematisch von besonderen Abgesandten der Brahmanenkaste mit vorbereitetem Pockengifte in Hautwunden vollzogen. Eine diätetische Vorbereitung der Impflinge, sowie eine geregelte Nachbehandlung, in der die Kaltwasserbehandlung die Hauptrolle spielt, findet immer statt. Obgleich ich die Richtigkeit von Holwells Angaben nicht bezweifeln will, — sind die gleichen Tatsachen ja auch von andern (Cook zirka 1780 und später) berichtet worden, — so muß ich doch erwähnen, daß zwischen der indischen Methode, wie Holwell sie beschreibt, und der damals in England ausgeübten Inokulation eine sehr eigentümliche Übereinstimmung besteht, speziell in betreff der Kaltwasserbehandlung der Impflinge, die gerade damals (1767) als eine bedeutungsvolle Neuerung und Verbesserung in allen Kreisen besprochen wurde. Daß die Neuerung nicht von Indien kam, ist unschwer zu beweisen, obgleich es scheint (Jolly), daß die kühlende Behandlung der Pockenkranken, wenigstens in Bengalen, eine sehr alte Institution ist. Jolly glaubt sogar, daß der Name der Pockengöttin Śitālā sich von dieser Behandlung ableiten lasse (suśitalam = sehr kaltes Wasser trinken). Eine solche Göttin, die Holwell mit dem Namen Gootee ka Tagooran (gutika = Pille, Pustel) bezeichnet, wurde bei dem Impfzeremoniell angebetet.

Wenn nun mit dem oben Gesagten das Thema der Primitivimpfungen sicherlich nicht erschöpft ist, so ersieht man doch schon daraus, daß prophylaktische Impfmaßregeln vor deren Einführung in das wissenschaftliche Europa sicher bestanden haben, und zwar in weit voneinander entfernten Erdteilen.

Einführung in Europa. Keine der beschriebenen primitiven Variolationen hat dazu gedient, Europa mit dem Verfahren bekanntzumachen. Erst nachdem es in Konstantinopel eine gewisse Entwicklung erreicht hatte, konnte es studiert, bekanntgemacht und empfohlen werden. Über den Ursprungsort, von welchem die Variolation nach Konstantinopel gebracht worden sei, haben wir zwei Versionen. Nach der einen stammt sie aus Thessalien, diese hat eine gewisse Wahrscheinlichkeit, denn sicherlich sind die ersten Impfungen in Konstantinopel von Thessalierinnen an den hier wohnenden Griechen vorgenommen worden. Die erste Veröffentlichung über Variolation stammt auch von einem griechischen Arzt, wie wir sehen werden. In der zweiten Version wird Kaukasien genannt. Er stammt von dem Reisenden de la Motraye, der während seiner (1727 beschriebenen) Reise im Kaukasus die Impfung bei den Georgiern und Tscherkessen gesehen haben will. Ein reisender Kapuziner meldete dann dem englischen Gesandten Porter in Konstantinopel, daß auch er sich nach der Sache umgeschaut und nichts von Inokulation gesehen oder gehört habe. Die zweite Version errang sich im 18. Jahrhundert eine große Berühmtheit, die auch jetzt noch teilweise fortdauert, durch die Zitation und Ausschmückung, die ihr Voltaire angedeihen ließ, als er 1727 seine schwungvolle Verteidigung der Inokulation herausgab. „Motive allen Völkern gemein, mütterliches Zartgefühl und Selbstsucht", sagte er, „brachten diese kaukasischen Stämme auf die Inokulation. Die Nachfrage nach schönen Georgierinnen für die Harems in Konstantinopel war groß, ergo" . . . . usw. Diese dichterische Freiheit zu Propagandazwecken erregt in hohem Grade Creightons[22]) Verachtung für Voltaires „manner of a philosophe". Die Sache ist es kaum wert. Die in der Literatur verbreitete Nachricht, daß der flüchtige Karl XII. von Bessarabien aus durch seinen Leibarzt Skraggenstyerna schon 1713 einen Bericht über die Variolation nach Schweden gesandt hat, findet Djurberg in den Akten nicht belegt. Er stellt hingegen fest, daß Karl XII. in Timurtasch bei Adrianopel eine Schrift über die Impfung von Timoni gegen Bezahlung erhielt. Vom Feldschär Melchior Neumann ins Deutsche übersetzt fand sie Djurberg in Upsala.[28])

Diese epochemachende kleine Schrift vom Jahre 1713 hatte zum Verfasser den griechischen Arzt Emmanuel Timoni, der in Oxford und Padua Medizin studiert und promoviert hatte und nun in Konstantinopel praktizierte. Die Dissertation „Historia variolarum, quae per insitionem excitantur" betitelt, bildet den literarischen Ausgangspunkt einer Bewegung zugunsten der Pockenschutzimpfung, die erst gegen die Mitte des 19. Jahrhunderts zum Stillstand kommen sollte. In ihrem Laufe durch Europa und die übrige zivilisierte Welt ist sie einem wechselvollen Schicksal unterworfen. Wir können drei Perioden ziemlich deutlich unterscheiden. Bis ungefähr 1727 erfreut sich die neue Methode eines Sensationserfolges, dann folgen bis 1746 Jahre der Gleichgültigkeit, nach welcher sie ausgedehnte Anwendung findet und zu sehr bemerkenswerten, ernst wissenschaftlichen Untersuchungen und ganz neuen Auffassungen Veranlassung gibt.

Für die Einführung der Variolation in das westliche Europa wird Lady Mary Wortley Montague verantwortlich gemacht. Ihre Anteilnahme ist ungefähr das einzige, was von der vor-jennerschen Epoche wirklich in Erinnerung geblieben ist. Ich könnte es mir daher ersparen, hierauf näher einzugehen, wenn die Sache nicht ein besonderes psychologisches Interesse hätte. Man vergißt gewöhnlich, daß nach dem Erscheinen von Timonis Abhandlung acht Jahre verstreichen mußten, bevor die erste Impfung in London stattfand. Man könnte sich vorstellen, daß die Ärzte im westlichen Europa nur ganz vereinzelt von der Impfung Nachricht erhielten. Dem ist aber nicht so, denn wir wissen jetzt ziemlich genau, daß zur gleichen Zeit, als Timoni seinen Aufsatz schrieb, und jedenfalls unmittelbar darauf die Variolation fast überall, sogar in den Kolonien in Nordamerika, sehr eingehend besprochen wurde. Timoni selbst schreibt schon im Dezember 1713 an Dr. Woodward in London. Der Brief, der die Details der Variolation enthält, wird von Woodward[24]) der Royal Society vorgelesen und erscheint in deren berühmten „Transactions" im folgenden Jahre. Die gelehrten Acta der deutschen Akademie bringen den Aufsatz gleich darauf, und die Gazetten berichten alle darüber. Auch ein Buch, von einem schottischen Chirurgen Peter Kennedy verfaßt, das 1715[25]) erscheint, enthält ein Kapitel über die Methode, welche der Verfasser aus eigener Anschauung kennt. Bald darauf wird auch die sehr gründliche Dissertation von Pilarini, in Venedig 1715 erschienen, ausführlich in London, in Deutschland und Holland besprochen[26]). Der sehr einflußreiche Sir Hans Sloane interessierte sich gleich für die Sache, erkundigte sich, wo er nur konnte, bei einem Dr. Terry, der die Impfung auch im Orient kennen gelernt hatte, und berichtet alles an die Royal Society. In Frankreich schreibt 1717 Boyer, der spätere Dekan der Pariser medizinischen Fakultät (1756), seine Doktorthese über die Variolation. Auch er hat sie im Orient gesehen. Man sollte nun denken, daß all dies irgend jemanden bewogen hätte, eine Impfung zu versuchen, die Gelegenheit dazu fehlte damals nirgends. Wir wissen aber nur von einer einzigen, der des Deutschen Th. Eller, der, allerdings erst 1762, berichtet, daß er die Methode von einem griechischen Arzte Carazza in Paris erlernt und auch dort ein Kind geimpft habe. Er gibt kein genaues Datum an, jedenfalls ist es vor 1721, wenn überhaupt, geschehen.[27])

Während sich nun die gelehrten Herren im zivilisiertesten Europa die hohe Denkerstirne rieben und die genannten literarischen Produktionen, die später Douglass in Boston als „virtuoso amusements" beißend charakterisierte, geistig zu verdauen suchten, bedurfte es der Einsicht, Energie und hohen Mutes einer intelligenten Frau, um die Sache in Gang zu bringen. Aber es genügte nicht, daß sie,

Lady Montague, ihre Freunde in London mit Briefen bombardierte, nicht, daß sie ihren dreijährigen Sohn Eduard durch eine Griechin unter Maitlands Hilfe mit bestem Erfolge impfen ließ und andere hochstehende Personen in Konstantinopel zum gleichen Schritte veranlaßte (1718). Nein, sie mußte selbst nach London kommen, um die gelehrte Welt dort zu überreden, daß Probieren über Studieren geht. Hier fand sie nun weitere „wissenschaftliche Fortschritte"; die medizinischen Gesellschaften hielten tiefsinnige Disputationen über die „neue griechische Methode", Walter Harris sprach mit Wärme dafür im College of Physicians und ein portugiesischer Arzt à Castro in London wagte es, anonym, eine Broschüre darüber erscheinen zu lassen. Dies war 1721, und die Pocken wüteten. Schnell entschlossen ließ Lady Montague im April ihre vierjährige Tochter, die spätere Lady Bute[28]), von Maitland impfen. Die Technik der Operation war die gleiche wie die der Griechin in Konstantinopel, nur benutzte Maitland die Lanzette anstatt der schmutzigen Nadel. Der Fall verlief sehr gut, ohne schwere Allgemeinkrankheit, was einen der drei gelehrten Zuschauer vom College of Physicians, Dr. Keith, veranlaßte, die Impfung bei seinem kleinen Sohne zu versuchen. Aber ohne „rationelle" Verbesserung der primitiven Methode ging es hier nicht an. Dr. Keith hielt es für nötig, das Kind vor der Operation in einen möglichst günstigen Gesundheitszustand zu versetzen, was durch Aderlaß erstrebt wurde. Die Impfung gelang vollkommen, woran natürlich der Aderlaß schuld war. Diese Auffassung verdient Betonung, denn die „Präparation", die hier zum ersten Male und unter wissenschaftlicher Ägide in Anwendung gebracht wurde, spielt in den nächsten vierzig Jahren eine ungemein wichtige Rolle in der Impfpraxis. Erst dann, wie wir sehen werden, fiel es den Ärzten ein, zu versuchen, ob man nicht auch ohne diese „Verbesserung" auskommen könne.

Mehr versprechend war der nun folgende Schritt zur Prüfung der Methode durch das Experiment. Auch er wurde durch Lady Montague vorbereitet. Direkt oder indirekt durch sie beeinflußt, folgten viele ihrem Beispiel und ließen inokulieren. So wurde es ihr verhältnismäßig leicht, ihre intime Freundin, die schöngeistige Prinzessin von Wales, die spätere Königin Karoline, für die Sache zu gewinnen. Diese war bereit, ihre Kinder impfen zu lassen. Georg I. hatte nichts dagegen, vorausgesetzt, daß das von Sloane und Mead vorgeschlagene Experiment an Verbrechern günstig ausfalle. Daneben wurde auch noch ein weiterer Versuch an sechs Waisenkindern inszeniert. Die Verbrecher, sieben im ganzen, wurden von dem Chirurgen Amyand geimpft unter der Leitung und Beobachtung von Sloane, Teissier, Steigerthal, Maitland und anderen. Ein deutscher Arzt, Boretius von Königsberg (1694—1738), war damals auch in London anwesend und beschreibt den Versuch im folgenden Jahre (1722)[29]). Der Versuch gelang vollkommen. Die Impfkrankheit war nur in einem Falle schwer, nämlich in dem eines Mädchens, welches von Mead nach der chinesischen Methode durch Insufflation getrockneter Krusten in die Nase geimpft wurde. Die Schutzkraft der Impfpocken wurde in einem Falle geprüft. Eine Patientin wurde nach ihrer Konvaleszenz in Hertford, wo gerade eine sehr schwere Epidemie herrschte, der Ansteckung ohne Erfolg ausgesetzt. Nach Hertford geht auch Maitland, um verschiedene Impfungen zu vollziehen. Einer seiner Impflinge, ein Kind, steckt sechs Dienstboten an, ein Unfall, der aber einstweilen in London unbemerkt bleibt. Die Nachrichten von gelungenen Impfungen durch Nettleton in Halifax (Yorkshire), sechzig mit nur einem Todesfall, verstärken den guten Eindruck, den der Newgater Versuch gemacht hat, und der Impfung der Prinzessinnen Amelia und Karoline steht nichts mehr im Wege. Unter Leitung von Sloane wird sie von Amyand und Maitland am 19. April des folgenden Jahres (1722) vollzogen.

Auf der anderen Seite des Ozeans, in Boston, dem Hauptorte der damaligen englischen Kolonie von Neu-England, zieht die Impfung in demselben Jahre ein, und zwar, wie Fitz[30]) glaubt, ohne Kenntnis der in London stattgehabten ersten Inokulation. Wie dem auch sein mag, jedenfalls steht es fest, daß Zabdiel Boylston am 26. Juni 1721, als erster in Amerika, Variolationen (an seinem Sohne und zwei Negersklaven) vorgenommen hat. Hierzu ermuntert wurde er hauptsächlich durch Cotton Mather, dessen Interesse in der Sache[31]) schon erwähnt wurde, und zwar gegen eine sehr scharfe Opposition von seiten der Ärzte, Prediger und Laien. Die schnelle Aufnahme der neuen Methode in der ungefähr sechzig Tagereisen von London entfernten Kolonie, deren folgende, durch hohe Personen oder durch Mode kaum beeinflußte Anwendung und daher mehr kontinuierliche Entwicklung und Verbreitung sind kulturhistorisch interessante Tatsachen, die für die Wachsamkeit, geistige Unabhängigkeit und Tatkraft der frühen Kolonisten, auch in medizinischen Dingen, ein beredtes Zeugnis ablegen.

Es ist nicht zu bezweifeln, daß der Erfolg der beiden ersten Propagandisten für die Schutzimpfung, Lady Montague und Cotton Mather, abhing von der gerade bestehenden Pockennot, von der man sich heutzutage nur schwer eine Vorstellung machen kann. Die Krankheit war damals immer vorhanden, so daß sie nur zur Zeit schwerer Exazerbationen, wie im Jahre 1721, wirklich als eine gefahrdrohende Seuche sich bemerkbar machte. In der ganzen Geschichte der Variolation hängt somit die Größe des ihr dargebrachten Interesses in erster Linie ab von der Intensität der zeitweiligen Epidemie, und nicht, wie es so oft dargestellt worden ist, von der Mode oder der Laune maßgebender hochgestellter Personen. Die Mode spielte sicherlich eine Rolle, aber gewiß nicht mehr als bei neuen Schutz- und Behandlungsmethoden in unseren Tagen.

Die Tatsache ist bemerkenswert, daß schon im ersten Jahre der Einführung sich eine ganz bestimmte Impftechnik ausgebildet hatte, die, mit geringen Veränderungen, während der nächsten vierzig Jahre bleiben sollte. Wir haben schon gesehen, daß der erste Impfarzt, Maitland, einfach die Technik der griechischen Empirikerin, mit unwesentlichen Verbesserungen übernahm. Hierbei blieb es jedoch nicht lange, und Verbesserungen, die bestehenden Auffassungen entsprachen, wurden ersonnen. Wir sahen den Anfang der „Präparation“ durch Aderlaß. Die Operation selbst wurde schon durch Boylston und Nettleton modifiziert, und zwar in der Weise, daß sie die Haut nicht mehr einfach durch oberflächliches Einstechen oder Ritzen verletzten, sondern sich tiefer und langer Einschnitte bedienten. Die leitende Idee hierbei war, nicht nur eine Wunde zur Aufnahme des Impfstoffes anzulegen, sondern zugleich durch sie den Ablauf krankhafter Säfte zu ermöglichen und zu befördern. Die altersgrauen und damals überaus viel verwandten ableitenden Maßnahmen bei entzündlichen Krankheiten, wie die Skarifikation, die Fontanelle, das Schröpfen, die Akupunktur und andere, legten ein solches Verfahren nahe. Daß es dabei zu sekundären Infektionen mit unangenehmen und gefährlichen Folgen kam, ist uns a priori klar. Unter dem Einflusse der vorgefaßten Idee wurde dies damals kaum beachtet. In der Beurteilung der Resultate damaliger Impfungen muß man sich dies stets vor Augen halten. Nur sehr selten sehen wir in dieser Zeit Bilder von reinen Pockeninfektionen. Man muß sich wirklich wundern, wie es möglich war, unter solchen Umständen überhaupt Impflinge aufzutreiben[32]).

Zum besseren Verständnis dieser Sachlage ist es nötig, sich die damals leitenden erkenntnistheoretischen Auffassungen zu vergegenwärtigen. Sydenhams (1624—1689) Auffassung des infektiösen Krankheitsprozesses war wohl die maßgebende. Nach ihm bestand das Wesen der Krankheit in der Bemühung des Körpers, sich von der Krankheitsursache, die er schon als kontagiös auffaßte, zu befreien, d. h. dieselbe nach außen zu befördern. Eine interessante Erweiterung dieser Auffassung, speziell in bezug auf die Pocken, findet sich bei Theophilus Lobb (1678—1763), einem sehr angesehenen englischen Praktiker. Sie illustriert Ansichten, die in der Anfangsperiode der Variolation das praktische Tun und Lassen beeinflußt haben (Treatise on the smallpox, London 1731 u. 1741; Franz. 1732). Nach Lobb ist die Ursache der Pockenkrankheit in der Retention von variolösen Partikeln zu suchen. Diese sind spezifischer Natur und müssen in genügender Menge vorhanden sein. Die Retention derselben im Körper kommt zustande, wenn sich im Blute gewisse Teilchen finden, mit denen die Pockenpartikel sich verbinden können; fehlen solche Blutteilchen, so werden die Pockenpartikel ohne weiteres eliminiert (Immunität). Kommt hingegen die Verbindung beider zustande, dann vermehren sich die Pockenpartikel durch Assimilierung der Blutteilchen, wobei sie auch an Größe zunehmen, so daß sie nicht mehr die nach außen führenden Poren (der Luft-, Verdauungs- und Hautwege) passieren können, was zu entzündlicher Reizung (Blasen- und Pustelbildung) führt. Folgerichtig muß die Therapie versuchen, die Verbindung der Pockenpartikel mit den Blutteilchen zu verhindern oder zu lösen, was Lobb durch schwarzes Quecksilbersulfid (Aethiops mineralis) zu erreichen glaubt. Dieses wie auch ähnliche Mittel werden daher nicht nur in der Therapie, sondern auch in der „Präparation“ und nach der Variolation verwendet. Christ. Ludwig Hoffmanns spätere (1755) Annahme von präexistierenden Pockendrüsen, in denen das Pockengift durch Fermente zur Gärung gebracht wird, stimmt mit Lobbs Theorie ziemlich überein. Die Pockendrüsen sind Lobbs Blutteilchen, während das Ferment den Pockenpartikeln entspricht. Es sind dies bildliche Darstellungen, wie sie auch jetzt noch in der modernsten Immunitätslehre, um die Einsicht in schwer verständliche Vorgänge zu erleichtern, angewandt werden.

Die sich nun in London mehrenden Impfungen, die mit Namennennung und Details des Verlaufes in den Zeitungen gemeldet wurden, hatten als nächstes Resultat die Bildung zweier feindlicher Lager zur Folge. Broschüren wurden geschrieben, Prediger sprachen für und wider die neue Methode von der Kanzel. Der Hauptlärm kam natürlich von Leuten, die nichts oder sehr wenig von der Sache verstanden. Interessant ist es, daß noch heute die Gemüter sich in ähnlicher Weise über die Vakzination erregen, wie damals in den allerersten Jahren der Variolation. Die hervorragendsten Mediziner unter den Impffreunden sind Sloane, Mead, Arbuthnot, der Freund von Pope und Swift und Kommentator Boerhaaves, Freind, der Medikohistoriker, dem aber der Lärm um die Inokulation höchst zuwider ist, dann besonders Jurin, der Sekretär der Royal Society, über die Newton noch präsidiert. Die Hauptopponenten sind Wagstaff, ein gut gebildeter, angesehener Arzt und Satiriker, Blackmore, ein inferiorer medizinischer Schriftsteller und Dichter, der Chirurge Clinch, der Apotheker Massey und andere. Die besten Ärzte beteiligten sich nicht oder nur sehr wenig an dem literarischen Gefechte. Eine gesunde Logik liegt keiner der Schriften dieser Jahre zugrunde, man begnügte sich, einander anzuschimpfen. Gegen die Variolation wurden hauptsächlich religiöse und ethische

Gründe ins Feld geführt; das Risiko für den Impfling, die Unsicherheit des Schutzes, und die Gefahr der künstlichen Verbreitung der Pocken wurden mit allen möglichen Übertreibungen geschildert. Die Impffreunde wiederholten die augenscheinlichsten Vorteile, nämlich die Möglichkeit der Wahl geeigneter Personen (Kinder), der äußeren Umstände (günstige Jahreszeit) und einer sorgfältigen „Präparation" der Impflinge; sie verließen sich aber hauptsächlich auf die Beweiskraft der Statistik, in der besonders der mathematisch geschulte Jurin sich auszeichnete. Er sammelt 182 Impffälle mit nur zwei Verlusten durch Tod, vergleicht dies mit den natürlichen Pocken, die zwanzig und mehr Prozent Mortalität aufweist. Die größerere Mortalität nach der Impfung, die Cotton Mather von Boston meldet, fünf oder sechs unter 300 Impfungen, läßt ihn schließen, daß die neu-englischen Impfärzte weniger sorgfältig verfahren[33]). Jurin setzt seine jährlichen Berichte bis zum Jahre 1728 fort. Aus ihnen ersehen wir, daß in dieser Anfangsperiode die Zahl der ausgeführten Impfungen eine bescheidene blieb (897 Impfungen mit 17 Todesfällen), jedenfalls in keinem Verhältnis stand zu dem großen Lärm und Streit, der um die Sache entbrannte. Seine Zahlen ergeben eine Sterblichkeit, die der von Boston berichteten ungefähr gleichkommt, wenn er auch einige der Sterbefälle als nicht durch die Impfung bedingt angibt. In seinem letzten Berichte faßt Jurin die Sache pessimistisch auf, glaubt sogar, daß die Bewegung „explodiert" sei. Sein Pessimismus ist auch erklärlich, denn unter den Opfern waren recht hervorragende Persönlichkeiten, man fing auch an einzusehen, daß die Operation im besten Falle ein längeres Krankenlager bedingte, und überdies zeigte der schon erwähnte Fall von Maitland, daß die Impfpocken ebenso ansteckend waren wie die natürlichen. Eine Periode der Stagnation setzt daher in England mit dem Jahre 1728 ein. Die Hoffnungslosigkeit und der Widerwille gegen weitere Versuche ist in anderen Ländern nicht so ausgesprochen. Der sehr skeptische Gegner Boylstons in Boston, Douglass, gibt 1730 zu, daß „die Inokulation, allgemein gesprochen, eine bequemere Art, die Pocken zu haben", darbiete[34]).

Von Wichtigkeit für die Verbreitung der Variolation in anderen Ländern ist die Tatsache, daß sich bei den ersten Versuchen in England eine Gruppe von Impfspezialisten entwickelte, die nun bei mangelnder Nachfrage zu Hause den Kontinent und andere Länder bereisten und so neue Impfzentren schufen. Maitland ist wohl als der Prototypus dieser Reiseinokulatoren anzusehen. Sehr früh haben wir ihn schon in Hertford gesehen, dann geht er nach Schottland und nach dem Hofe in Hannover. Dieses Spezialistentum, das nach und nach überall Nachahmung findet, macht viel Unfug, trägt aber in manchen Fällen zu einer Verbesserung der

Methode und zu deren Wiederaufnahme bei. So kann man füglich die Wiederaufnahme der Variolation in den Britischen Inseln auf die Tätigkeit und Erfahrung eines solchen Arztes in Amerika zurückführen. Dieser Arzt ist Kilpatrick, ein Schotte, der dann später als J. Kirkpatrick in England auftaucht und als einer der berühmtesten Impfärzte Europas bekannt wird[35]). Er sammelte seine Erfahrungen im Jahre 1738 während einer Epidemie in Charleston (South Carolina), wo er zusammen mit dem Chirurgen Mowbray eine größere Anzahl Impfungen ausführte, worüber er dann im Jahre 1743 in London berichtete[36]). Dieser Bericht, der, wie es scheint, schon früher in Charleston gedruckt wurde, erzählt mit großer Offenheit die Erfolge und Mißerfolge ihrer Impfungen, die sie trotz großer Opposition, besonders von seiten der Kollegen, vorgenommen hatten. Im Ganzen impften sie 800 Personen, mit acht Todesfällen. Der Bericht enthält vorzügliche Beobachtungen, auf die wir aber hier nicht eingehen können. Hingegen muß eine Neuerung in der Methodik erwähnt werden, die hier zum ersten Male auftritt. Aus opportunistischen Gründen wahrscheinlich wurde häufig der Impfstoff von einem geimpften Patienten anstatt, wie gewöhnlich, von einem Pockenkranken, genommen. Diese „Arm zu Arm"-Methode wurde bis auf sechs Überimpfungen gebracht, ohne daß sich eine Verminderung der Virulenz dabei ergab. Man sieht hieraus, daß eine planmäßige Verminderung der Virulenz noch nicht erstrebt wurde. Kilpatrick ist, wenigstens theoretisch, sehr für die sorgfältige „Präparation" der Patienten vor der Impfung. Es soll dieselbe basiert werden auf Sydenhams kühlender Behandlung zusammen mit „ein paar Mitteln", damit „die Solida und Fluida von einer größeren auf eine geringere Entzündlichkeit gebracht werden". Das ist augenscheinlich eine Konzession der allgemeinen Ansicht gegenüber, welche Impfung ohne die „Präparation" als einen Kunstfehler auffaßte.

Als nun Kirkpatrick wieder in England landete, seinen Bericht 1743 veröffentlichte und sich als Impfspezialist betätigte, waren die Enttäuschungen der ersten Impfperiode so ziemlich vergessen, und Europa im allgemeinen war bereit, sich für die Sache wieder zu interessieren. Bei der wachsenden Rastlosigkeit des Zeitalters entwickelte sich dann bald aus dieser Bereitwilligkeit eine wirkliche Gier. Die Impfärzte, die Kirkpatricks Beispiel folgten, bekamen bald viel zu tun. Die wichtigsten derselben sind Ranby, Middleton, Hawkins, Frewen, Archer. Die behauptete Notwendigkeit einer vorbereitenden Behandlungsperiode durch hygienische Maßnahmen und Arzneimittel, ferner die chirurgische Operation mit ihrer langen Nachbehandlung versprach goldenen Gewinn für Arzt, Chirurg und Apotheker. Geldgierige Berechnung ist viel schuld daran, daß die

„Präparation" und die tiefen Einschnitte solange beibehalten wurden. Verschiedene der ernsteren Ärzte sprachen sich gegen diese unnötigen Verfahren aus, ohne etwas auszurichten. Bis in die sechziger Jahre sollte es beim alten bleiben. Da jene Art Impfung natürlich sehr teuer war, konnten nur die Reichsten sie sich leisten. Dadurch erhielt die Methode andererseits wieder einflußreiche Freunde, die sich bemühten, auch den Armen die Möglichkeit dieser „Wohltat" zu eröffnen.[37])

Dies führte zu der Stiftung von besonderen Impfhäusern, einer Einrichtung, der die weitere Entwicklung der Schutzimpfung viel zu verdanken hat. Das erste derartige Haus wurde am 26. September 1746 unter den Auspizien des Herzogs von Marlborough eröffnet. Es ging von dann ab unter dem Namen des „Hospital for smallpox and inoculation", mit einem bescheidenen Anfang in Windmill Street, der dann aber später zu der Gründung verschiedener ähnlicher Institute, alle im nördlichen Teile Londons gelegen, führte[38]). Die Anstalten wurden durch private Mittel erhalten, wie auch jetzt noch die meisten englischen Spitäler; man kann aus der Liste der Subskribenten ersehen, daß die Einrichtung sich der Unterstützung vieler und einflußreicher Leute erfreute. Im Anfange war der Nutzen dieser Hospitäler für die Armen nur sehr unbedeutend, denn da die Behandlung viel Zeit in Anspruch nahm und der Raum beschränkt war, konnten nur wenige Patienten Aufnahme finden. Dies besserte sich mit der Zeit, und bald wird das Material dieser Spitäler auch wissenschaftlich ausgenutzt. So hatte sich schon vor dem Geburtsjahre Jenners (1749) in dieser Beziehung eine vielversprechende Tätigkeit entwickelt, worauf hinzuweisen ich nicht unterlassen will.

Die Berichte über die Tätigkeit der Impfspitäler sind versteckt in verschiedenen Veröffentlichungen, die unter dem wenig verratenden Titel „Sermons" ziemlich regelmäßig, wenigstens von 1752 an, erschienen sind. Sie enthalten die Texte der Predigten, die von einem bekannten Theologen bei der Gelegenheit der Jahresversammlung der Spitalvorsteher und -Freunde gehalten wurden. Manche dieser Predigten berühren die Inokulation nur von der ethischen und religiösen Seite, andere geben eine Übersicht über den jeweiligen Stand und die Fortschritte der Bewegung. Allen ist ein Geschäftsbericht angeheftet, aus dem man, neben den finanziellen Details, über die Frequenz der Spitäler Auskunft erhalten kann. So ersehen wir z. B. aus dem Bericht von 1771 (Dean of Lincoln), daß bis zu diesem Jahre 9268 Impfungen ausgeführt und außerdem noch 11056 Pockenkranke verpflegt wurden. Diese Zahlen geben eine Idee von der Wichtigkeit dieser Impfungen, besonders wenn man bedenkt, daß sie nur eine einzige Anstalt betreffen, der sich bald verschiedene andere an die Seite stellen. Der medizinische Leiter der ersten Anstalt war seit dem Jahre 1747 der hochgebildete Arzt Eduard Archer, der auf seinem Posten bis zu seinem Tode (1789) ausharrte. Seine 42jährige, vollkommen uneigennützige Beschäftigung mit der Sache[39]) scheint in der Geschichte der Variolation übergangen worden zu sein, wahrscheinlich weil er es versäumte, seine Erfahrungen im Druck erscheinen zu lassen. Sicher ist, daß verschiedene der besten Impfärzte in England und im übrigen Europa sich unter seinen Augen in der Technik der Impfung ausbildeten und daß er selbst verschiedentlich damit experimentierte, mit Resultaten, die dann von anderen ausgenutzt wurden[40]).

Vom Jahre 1746 an macht die Impfpraxis, trotz aller Opposition, entschiedene Fortschritte, und zwar nicht nur in London, sondern auch in der Provinz, in Irland, Schottland und, wie wir sehen werden, so ziemlich in der ganzen zivilisierten Welt. Sehr wichtig für den Fortschritt war die energische Verteidigung der Methode durch den intelligenten und hochangesehenen Bischof von Worcester, Isaac Maddox, der eifrigst, von der Kanzel und im gewöhnlichen Leben, für die Variolation sprach und wirkte. Dies lieferte das nötige Gegengewicht gegen die Denunziationen anderer Prediger, die, wie besonders de la Faye, fortfuhren, auf die Sündhaftigkeit der Prozedur aufmerksam zu machen, und die viele der Frommen verhinderte, sich impfen zu lassen. Von medizinischer Seite her wurde die Sache verhältnismäßig wenig gefördert. Nur in einzelnen Fällen sehen wir ein Bestreben, die Methodik zu vereinfachen und das Wesen des Impfphänomens zu erforschen. Die Veröffentlichungen vermehren sich in unheimlicher Weise, und es ist recht schwer, sich darin zurechtzufinden. Die Frage der Wiedererkrankung nach bestandener Variolation stand im Vordergrunde des Interesses. Sie wurde von den meisten verneint. Die Diskussion gab Veranlassung zu einem jetzt vergessenen, aber recht amüsanten anonymen Pamphlet, das, wie man später erfuhr, von Kirkpatrick (1746) gegen einen Impfgegner Dr. Pierce Dod, verfaßt war. Es ist eine beißende Satire gegen Dods Schrift, die betitelt war: „Bericht über eine Person, die gegen die Pocken inokuliert worden, die Pocken nach der Inokulation hatte, und sie dennoch wieder hatte.“ Man sieht schon aus dem Titel, welche Angriffspunkte die Schrift Kirkpatrick darbot. Von einer Prüfung der Frage, etwa durch Re-inokulation hört man in dieser Zeit noch nichts. Gegen die Verbreitung der Krankheit durch Geimpfte scheinen sich bald Maßnahmen entwickelt zu haben, die erfolgreich gewesen sind; denn diese wichtige Frage wird nur ganz wenig diskutiert.

Am meisten beschäftigte die Ärzte die Frage des relativen Wertes der Variolation gegenüber gewissen Arzneimitteln, die auch als Prophylaktika empfohlen worden waren. Die Hauptrolle unter den letzteren spielte das schon erwähnte Quecksilberpräparat (Aethiops mineralis) und besonders das Gemisch von Quecksilber und Antimon, welches durch Boerhaaves Empfehlung als Gegenmittel, als spezifisches Antidot gegen das Pockengift große Popularität errungen hatte[41]). Besonders in Amerika wurde das letztere Mittel viel verwandt, speziell während der „Präparation". Schon 1750 berichtet Adam Thompson in Philadelphia über ausgezeichnete Resultate mit der Methode, die bald viele Nachahmer findet und als „American method" auch in Europa zitiert wurde. Daß viel Unfug mit dem übermäßigen Quecksilbergebrauch auch dort angerichtet wurde, beweist eine diesbezügliche Aussage von Benjamin Rush[42]).

Von größerem Einfluß auf die Verbesserung der Methodik waren die Ansichten Meads, die Ausdruck fanden in seinem Buche über die Pocken, das 1747 mit der Übersetzung der berühmten Schrift von Rhazes erschien. Er ist ganz entschieden über den großen Wert der Impfung und hat niemals Rezidive danach beobachtet. Der Hauptvorteil besteht darin, daß man sich geeignete Fälle aussuchen und vorbereiten kann „durch Entziehung, wenn nötig, von etwas Blut, und durch eine milde Purgation der Humores", um „die Heftigkeit des kommenden Fiebers zu verhindern". Mead ist also milder „Präparationist". Dagegen sieht er nicht ein, was für einen Vorteil die eiternden Impfwunden darbieten. Im allgemeinen findet er die künstliche Erkrankung so milde, daß sie kaum der Hilfe eines Arztes bedürfe. Dies ist entschieden ein fortschrittlicher Standpunkt, der aber sicher wenig Anklang fand bei der Mehrzahl der Berufsinokulatoren, in deren Interesse es lag, die Wichtigkeit und Schwierigkeit der Operation mit Nachdruck zu betonen. Im gleichen Jahre berichtet Ranby über 827 Impfungen ohne Todesfall. Er scheint der erste gewesen zu sein, der die tiefen Inzisionen aufgegeben hat. Frewen dagegen, der 1794 auch über gute Erfolge berichtet, macht noch immer tiefe Einschnitte und bemüht sich sogar, dieselben möglichst lange durch Einlagen offen zu halten, ein Verfahren, das viele Nachahmer findet. Kirkpatrick läßt 1754 seine „Analysis" erscheinen, ein Buch, welches als eine Art Impfkatechismus viele Auflagen und Übersetzungen in fremde Sprachen erlebt. Das Buch trug wesentlich zur Verbreitung der Impfpraxis bei, obgleich nicht viel Neues darin geboten wurde. Die anschauliche systematische Diskussion der Theorie und Praxis auf Grund von eigenen Beobachtungen und solchen aus der Literatur machten dieses Buch zu einem der beliebtesten Handbücher über die Variolation. Es ist jedoch nicht das erste Handbuch, dies erschien zwei Jahre vorher in Genf, von Butini.

Kirkpatricks Buch steht an der Schwelle neuer und radikaler

Verbesserungen in der Impfmethodik. Wir finden in ihm schon gewisse Andeutungen der sich entwickelnden Tendenzen. Seine theoretischen Erörterungen zeichnen sich durch Gedankenreichtum aus; obgleich ein guter Beobachter, versäumte er es, durch planmäßige Experimente eine solidere Grundlage zu schaffen. Trotzdem stellt er sich schon die Frage, ob durch geeignete Wahl des Impfstoffes eine Verbesserung der Methode erreichbar sei. Er hat den Eiter von diskreten und konfluierenden Fällen, das Wundsekret der Impfstellen im Vergleich zu dem Eiter der Pusteln daraufhin untersucht. Er kommt zum Schlusse, daß der Impfeffekt ziemlich unabhängig ist von der Qualität des Impfstoffes, daß das Moment der Disposition des Impflings und die Jahreszeit ausschlaggebend ist für den Verlauf der Krankheit. Er erwähnt auch die Frage der Übertragung anderer Krankheiten bei der Variolation, glaubt aber auf Grund theoretischer Erwägungen nicht an eine solche Möglichkeit. Interessant ist seine Feststellung der Tatsache, daß auch mit auf Fäden getrocknetem Eiter geimpft werden kann. Durch Abschneiden größerer und kleinerer Stückchen kann das Gift sehr genau dosiert werden. Die „Präparation" stellt er, wofür er sich entsprechend entschuldigt, an das Ende des Buches. Hygiene und Diät sind ihm die Hauptsache; er gibt aber zu, daß einige Fälle eine drei- bis vierwöchentliche Vorbereitung benötigen. In jedem Falle ist er für „milde" Mittel. Im folgenden Jahre (1795) erklärt das Royal College of Physicians durch den Harvey Orator Robert Taylor: „daß die Argumente, welche im Beginn der Praxis gegen dieselbe geltend gemacht wurden, durch die Erfahrung widerlegt seien; daß sie sich jetzt größerer Hochschätzung bei den Engländern erfreue und unter ihnen mehr denn je vorher extensiv ausgeführt werde, und daß das College der Meinung ist, daß sie eine hohe Wohltat für die Menschheit sei"[48]).

In diesen Jahren größter Aktivität entwickelt sich im Laufe weniger Jahre eine ganz neue Methodik, die eine Art Revolution im Lager der Impffreunde hervorruft. Das Verdienst hierfür wird gewöhnlich den Suttons, Vater und Sohn, zugeschrieben; ob mit Recht, ist nicht leicht zu beurteilen. Sicher ist, daß die neue Methode als „Suttonian inoculation" sich triumphierend überall Bahn bricht. Von der Größe des Erfolges kann man sich jetzt kaum mehr eine Vorstellung machen. Das London jener Tage kann in unserer Zeit nur mit Berlin in der Zeit des ersten Tuberkulinfiebers verglichen werden. Ärzte und Private aus aller Herren Länder strömten herbei, um zu lernen oder sich impfen zu lassen. Der praktische Erfolg war wahrscheinlich größer in London als in Berlin, aber vierzig Jahre später ist Jenner da, und wir sind erst vierundzwanzig Jahre von dem Berliner Jahr entfernt!

Von den Suttons und ihrer Arbeitsart und Impfmethodik haben wir, trotzdem viel darüber geschrieben worden ist, nur sehr wenige authentische Nachrichten. Im Jahre 1796 erscheint die einzige, angeblich von D. Sutton verfaßte Schrift über die Sache; sie ist historisch wertlos, denn was darin über die Methodik gesagt ist, hätte irgend jemand am Ende des Jahrhunderts „nachempfinden" können. Wir müssen uns daher an die zeitgenössischen Berichte anderer halten. Es scheint, daß der Vater, Robert Sutton, im Anfang des Jahrhunderts geboren, um 1753 das Impfgeschäft in Suffolk angefangen hat. Er organisierte die Sache gleich auf großer Basis mit seinen drei Söhnen und einem Schwiegersohn als Assistenten. Ob sich ihre Methode schon damals von der üblichen unterschied, läßt sich mit Bestimmtheit nicht sagen; denn das war ihr Geschäftsgeheimnis. Da sie großen Zulauf von seiten der Landbevölkerung hatten, kann angenommen werden, daß ihre Resultate befriedigten. Sehr wahrscheinlich ist, daß sie der allgemeinen Tendenz nach Vereinfachung der „Präparation" und der Impfung selbst folgend, noch einiges hinzufügten, z. B. die von ihnen gepflegte Kaltwasserbehandlung und gewisse Geheimmittel, was ihre Methode interessanter erscheinen ließ. Zur allgemeinen Kenntnis kam ihr Verfahren erst, nachdem Daniel sich von den anderen getrennt, nahe bei London in Ingatestone (Essex) niedergelassen und dort mit außerordentlichem Geschick einen wahren Impffeldzug organisiert hatte. Was auch immer seine medizinischen Kenntnisse gewesen sein mögen, jedenfalls besaß er ein großartiges Organisationstalent. Wir sehen nicht nur in Großbritannien überall seine „partners" eifrig impfen, sondern auch in allen andern Ländern reisen seine vielen authorisierten Agenten. Selbst einen Prediger Houlton hat er sich speziell engagiert, um für ihn Propaganda zu machen. Die meisten Details über die Suttonsche Methode sind aus dessen veröffentlichten Predigten geschöpft, einer wenig einwandsfreien Quelle. London, das schon auf das Kommen der Neuerung vorbereitet war, wurde um 1766 im Sturme genommen. Daniel Suttons Resultate werden von der Kanzel verkündigt: 13 792 Impfungen hat er und 6000 weitere haben seine Assistenten ohne Todesfall ausgeführt, und zwar seit 1764. Ein Prediger kann doch nicht lügen! und man setzt flüsternd hinzu, daß Suttons Einnahmen für 1764 2200 Pfund, für 1765 6300 Pfund Sterling gewesen sind.

Was die Methode selbst betrifft, so ist es bei dem großen Interesse, das sie erweckte, natürlich, daß Ärzte und andere sich bemühten, Sutton in nächster Nähe zu studieren. Patienten wurden zu ihm als Spione gesandt, Ärzte selbst ließen sich zu dem Zwecke von ihm impfen. In den Arbeiten von Baker, Glass, Ruston, Dimsdale und anderen sind die Resultate dieser „Forschungen" zu finden. Die auffallendste Neuerung in der Methode war, daß Sutton seine Impflinge sich gar nicht oder fast gar nicht legen ließ, sondern darauf drang, daß sie sich in der frischen Luft bewegten und sogar ihren Geschäften nachgingen. Die „Präparation" war nur ganz kurz und bestand in vegetabilischer Diät und in dem Einnehmen gewisser Pulver, deren Zusammensetzung Suttons Geheimnis war. Die Impfung wurde mit frischem Impfstoff vorgenommen und zwar durch direkte Übertragung von einem Pockenkranken oder von einem anderen Geimpften im gleichen Raume. Der Impfstoff wurde auf der Lanzettenspitze in die Cutis eingeführt, wobei nur eine ganz kleine Wunde gesetzt wurde. Die Nachbehandlung bestand einfach in diätetisch-hygienischen Maßnahmen, unter denen der Aufenthalt in der freien Luft und Kaltwasserprozeduren die Hauptrolle spielten. Auf den ersten Blick erscheint dies allerdings als eine ganz bedeutende Vereinfachung des üblichen Verfahrens. Wenn man die Sache näher untersucht, so findet man, daß sie eigentlich nichts ist als eine sehr geschickte Kombination schon bekannter und gepflegter Methoden, die sich in den zehn oder fünfzehn Jahren vor Suttons sensationellem Erscheinen allmählich entwickelt hatten. Selbst der Freiluftfaktor war nicht neu. Monro der Ältere hatte schon über seine Impflinge, die „barfüßig in Schnee und Eis" umherwandelnd ihrer Konvaleszenz entgegensahen, berichtet[44]). Die Geheimmittel, denen im Volksbewußtsein der größte Anteil an den guten Erfolgen zugeschrieben wurde, sind von Ruston [45]) analysiert worden: die Pulver waren Calomel und Aethiops mineralis; die Pillen Koloquinte, Aloë und Caryophyllae mit etwas Calomel, also auch wieder der gangbaren Praxis entnommen, nur daß das Antimon des Boerhaaveschen Spezifikums zu fehlen schien. Daß die Suttons sehr von dem Wert der Mittel überzeugt waren, geht hervor aus einem Briefe des älteren Sutton, den Glass [46]) publiziert. Die planmäßige Auswahl des Impfstoffes und dessen Einimpfung durch kleine Stiche in die Haut hat Sutton sehr wohl von Gatti, wie wir noch sehen werden, lernen können. Suttons Hauptverdienst liegt daher in der Popularisierung der einfachen Methodik. Vielleicht hat er auch unbewußt dazu beigetragen, einen sehr bedeutenden Grad der Immunisierung des Volkes hervorzurufen; denn jeder seiner vielen umherwandelnden Impflinge hat gewiß viele andere anstecken können, eine Tatsache, die später als Hauptvorwurf gegen die Methode geltend gemacht wurde.

Nachdem genügende Details über Suttons Methode bekannt geworden waren, wurde vorerst in ärztlichen Kreisen diskutiert, wie die günstigen Erfolge zu erklären seien. Baker, der zuerst darüber berichtete, glaubt, daß die kühlende Behandlung in freier Luft das wesentliche sei. Die sechs Ärzte und Chirurgen des Königs scheuen sich nicht, eine Meinung zu veröffentlichen, in der sie dieser Ansicht auch beitreten und hinzufügen, daß auch die Beobachtung von schon früher gangbaren Regeln und nicht etwa der Gebrauch von speziellen Geheimmedizinen oder spezifischen Mitteln irgend etwas damit zu tun hätten[47]). Glass sah den Hauptwert in den schweißtreibenden Medizinen. Für Andrew und Ruston waren es auch die Medizinen, denen sie eine spezifische Wirkung zuschrieben. Die Abkürzung der vorbereitenden Periode wurde meist lobend betont. Dimsdale findet neun bis zehn Tage sogar genügend und kommt auch ohne sie ganz gut aus. Andrew erwähnt Swan in Newcastle, der schon lange die „Präparation" aufgegeben habe. Die Vereinfachung der Impfoperation und die minimale Dosierung des Impfstoffes hat viele Anhänger, obgleich Bromfield und Langton meinen, daß damit unmöglich die gewünschte Immunität erzielt werden könne; und Langton behauptet sogar, daß der von der Impfwunde stammende Stoff überhaupt nicht „variolös" sei[48]). Watts, der in der neuen Operationsart den Hauptwert sieht, zitiert gegen Langton die Erfahrung Reids am Chelsea-Spital, der dreißig konsekutive Überimpfungen mit vollem Erfolge machen konnte. Er glaubt jedoch nicht, ohne die vegetabilische Diät und das „brisk and frequent purging" auszukommen[49]). Die Verwendung von dünnflüssigem, „unreifem" Eiter, „bevor er durch das folgende Fieber variolisiert worden ist", ist nach Chandler in Canterbury die Hauptsache; was auch Dimsdales Meinung ist. Der letztere legt speziellen Wert darauf, daß der Eiter auch frisch sei, und schließt, daß man mit der Neuerung eigentlich wieder auf Sydenhams kühlendes Regimen und die griechische Inoculatrix mit ihren Ritzern und den im Busen warmgehaltenen Eiter zurückgekommen sei.

Es bleibt aber nicht bei den theoretischen Erwägungen; der Geist des Zeitalters hat sich allmählich geändert; das Bedürfnis, sich durch Anschauung, Beobachtung und Experiment von der Richtigkeit der Hypothesen zu überzeugen, wird allgemeiner unter den Ärzten. Der heuristische Wert der Suttonschen Bewegung muß anerkannt werden, ohne daß man sich des Ursprunges zu schämen braucht; der Heilkundige muß überall zu lernen verstehen. Das Fortlassen des Verbandes über den Impfstellen führt zu einer genaueren Beobachtung des lokalen Prozesses, mit interessanten und wichtigen Deduktionen, speziell in bezug auf die Prognose. Die frühzeitigen Kriteria der erfolgreichen Impfung, der Schluß aus der Gestaltung der Areola auf die Intensität des folgenden Exanthems und dem Grade der Allgemeinstörung, sind Punkte der Suttonschen Impfroutine (Baker), die wenig Beachtung gefunden haben, bis erst in unseren Tagen ihr Zusammenhang mit der Antikörperbildung (von Pirquet) festgestellt worden ist. Die scharfe Unterscheidung von verschiedenen Abarten der wirklichen Pocken, von Formen, die ätiologisch nichts mit der Variola vera zu tun haben, drängt sich nun vor. Wie Wilhelm Ebstein hervorgehoben hat, hat gerade damals William Heberden festgestellt, daß die Varizellen, da essentiell verschieden von den Pocken, auch nicht gegen diese schützen können[50]).

Der erste wissenschaftliche Experimentator war William Watson (1715—1787). Um die Übersichtlichkeit zu erleichtern, gebe ich seine Resultate in tabellarischer Form (siehe Seite 28):

Die Impfungen wurden im Findelhausspital ausgeführt. Watson teilt mit, daß hier alle Kinder geimpft wurden. Unter den Kindern waren 45 Knaben und 29 Mädchen, im Alter von 6—12 Jahren. Die Diät war für alle genau dieselbe, hauptsächlich Milch und Gemüsekost; es wurde mit derselben 10 bis 12 Tage vor der Impfung begonnen, außer in den 5 Fällen der Serie C. Während der ganzen Behandlungszeit wurde kein Kind länger im Bett gehalten als unter gewöhnlichen Umständen; wenn das Wetter günstig war, wurden sie soviel als möglich an der frischen Luft gehalten. Die Operationsmethode war auch überall die gleiche: mit der in den Impfstoff getauchten Lanzette wurden 2 seichte Einstiche am linken Arm der Kinder gemacht, dann ohne Verband gelassen und regelmäßig untersucht. Die gezählten Pusteln begreifen nicht die Impfpusteln und jene des behaarten Hauptes. Die Provenienz des Impfstoffes geht aus den Angaben in der Tabelle hervor. Ob Watson je Material von Impfpusteln (Protopusteln) entnommen hat, ist nicht sicher für Serie B; er sagt hier „with purulent matter taken from the pustule of the inoculated smallpox“ (p. 13). Die sieben letzten Fälle sind aber „nach Gatti“ geimpft, was bedeuten mag, daß das Serum einer Impfblase verwandt wurde.

Wie man schon aus Watsons ganzer Versuchsanordnung, die einem modernen Experimentator Ehre machen könnte, ersehen kann, war es ihm daran gelegen, ausfindig zu machen, welche Faktoren in dem Impfverfahren den besten Erfolg versprechen. Er gibt selbst zu, daß in betreff einzelner Faktoren ein eindeutiges Resultat sich nicht ergeben habe, d. h. daß es ziemlich unwesentlich ist, welche Art Impfstoff man verwende; der wässerige Blaseninhalt oder dünnflüssiger Eiter gäben etwas bessere Resultate. Hingegen ist ihm die Nichtspezifität der Quecksilbermedizin erwiesen. Dies gegen Suttons Reklame. Jedenfalls hält er sich für berechtigt, anzunehmen, daß das in allen Fällen durchgeführte allgemeine Regime den wesentlichsten Anteil an den einheitlich guten Resultaten habe. Wenn Creighton[51]) behauptet, daß Watsons einziges Maß für den Erfolg die Geringfügigkeit des erzeugten Effektes sei, so tut er ihm sicherlich unrecht; denn in den Fällen, wo kein Allgemeinexanthem auftrat, überzeugte er sich immer durch Re-inokulation, ob Immunität vorhanden war oder nicht. Über die Fieberbewegungen nach den Impfungen wären genauere Angaben sehr wertvoll; aber die allgemeine Verwendung des klinischen Thermometers existierte noch nicht, obgleich der große Impfgegner de Haen es schon seit einigen Jahren in Wien benutzte. Watsons Augenmerk war sicherlich auf das Auftreten des allgemeinen Ausschlages gerichtet, gleichgültig, ob

Datum	Fälle Anzahl	Impfstoff Provenienz und Qualität	Medikamente	Anzahl der Pusteln Total	Durchschnitt	Maxim.	Minim.	Verlauf mit Exanthem	ohne Exanthem
12. Oktober 1767	10	**A.** Wässerig (Serum) von Variola vera	Jalap. Calomel vor u. nach Inokulation	72	9	25	3	nur 1 Patient hat Kopfweh (Variolois)	2 nur lokale Entzündung. Re-inok. nach 12 Tagen negativ.
	10	Idem	Inf. Sennae Syr. Rosae wie oben	66	8	30	2	keine Klagen über Unwohlsein (Variolois)	2 nur lokal. Re-inok. Stiche verschwunden nach 1—2 Tagen.
	11	Idem	Keine, nur Purgantien am Ende	288	32	200	7	5 Kopfweh, 2 leicht Fieber	1 (Fieber) lokal. große Areola. 1 (ohne Fieber). Re-inok. nach 14 Tagen negativ.
1. November 1767	8	**B.** Dünnflüssig, Eiter von Variola inoculata	Calomel wie oben, ohne Zutat u. Purgantien	576	72	440	7	6 Kopfweh 1 Würmer (Variolois)	
	8	Idem	Inf. Sennae wie oben	215	29	64	3	1 Kopfweh (Variolois)	
	7	Idem	Keine, Methode Gatti	125	18	60	2	2 Kopfweh. 20 Tg. nach der Inokul. ist Exanthem verschwunden	
24. Nov. 1767	15	**C.** Dickflüssig, Eiter von Variola inoculata (Exanthem)	Keine, Diät 12 Tage vor Operation	727	55	260	2	7 Kopfweh u. Übelkeit. Lok. Entzündg. besteht fort nach Ablauf des Exanthems:	2 nur lokale Entzündung. Re-inok. nach 14 Tagen. Nicht sichtbar nach 3 Tag.
	5	Idem	Keine, Diät nur 3 Tage vor Operation	293	73	168	4	Alle Pusteln größer, reifer als oben	
	62	Von obigen Fällen, mit Pusteln		2362	38	440	2	Unbedeutende Erkrankungen. Zusammen weniger Pusteln als in einem gewöhnl. Pockenfall	Alle Fälle als geschützt zu betrachten. Alle mit anderen Patienten gelassen ohne Infektion.
	12	Von obigen Fällen, ohne Pusteln		0	0				
	74								

(Zusammengestellt nach W. Watson. An account of a series of experiments, instituted with a view of ascertaining the most successful method of inoculating the small-pox. London 1768.)

dieser die typische Form der wahren Pocken (in Serie C) annahm oder die der Variolois (er spricht von Pusteln, die klein blieben, mit wässerigem, wenig getrübtem Inhalt, ohne Reifung eintrocknend, in den meisten Fällen der Serien A und B). Die geläufige Meinung war, daß Fieber und Exanthem nötig wären zur Erzeugung von Immunität. Es stellt daher die Annahme Watsons, daß die Fälle mit nur lokalen Erscheinungen auch geschützt seien, eine neue Auffassung dar, deren Berechtigung durch den negativen Ausfall der Nachimpfungen erhärtet wird. Hier kann man an einen Einfluß Gattis denken. Watson erwähnt auch, daß er Gatti öfters bei seinem Besuche in London angetroffen habe[52]).

Eine ähnliche Untersuchung macht John Mudge in Plymouth an 40 Impflingen. Er glaubt bewiesen zu haben, daß das Serum von einer Impfblase am 5. Tage nach der Impfung, auf andere überimpft, dieselben nicht schützen könne gegen wirkliche Pocken, die er durch eine zweite Impfung mit Eiter von Variola vera und inoculata erzeugen konnte. Hätte er zu bestimmen gesucht, von welchem Tage an der Impfstoff Schutz zu verleihen imstande ist, so wäre sein Experiment viel wertvoller geworden[53]).

Während sich nun die Methodik der Impfung auf experimenteller Grundlage weiter ausbildet und zielbewußt die Abschwächung des Impfstoffes erstrebt wird, nimmt die Anzahl der Impfungen stetig zu. Die Variolation wird eine soziale Institution, gerade wie die Vakzination es heute ist, ohne daß jetzt die Notwendigkeit so offenbar wie damals wäre. Freie Impfungen für die Unvermögenden werden viel agitiert, die Frage des Impfzwanges wird auch schon in Erwägung gezogen in dem großen Plane einer Verallgemeinerung der Variolation unter dem Volke, von Haygarth. Zur Förderung des Planes werden Inokulations-Polikliniken errichtet und erfreuen sich bald großen Zuspruchs (Haygarth in Chester, Clark in Newcastle u. a.) Die Impfung ganz junger Kinder wird mit Wärme diskutiert, Maty und Lettsom sind sehr dafür, Dimsdale und J. Percival dagegen[54]). In Amerika, wo mittlerweile die Impfpraxis in ähnlicher Weise sich entwickelt hatte, wurde 1776 durch John Morgan in Philadelphia die Suttonsche Methode eingeführt und gewann weite Anerkennung und Ausübung. Da die amerikanische Armee um 1777 sehr unter den Pocken zu leiden hatte, gibt Washington den Befehl, die Gesamttruppen zu impfen. Die Impfungen finden statt in Spitälern in Morristown, N. J., Providence, R. I., in Connecticut und in der Nähe von Boston[55]).

Über die Anzahl der ausgeführten Impfungen haben wir keine verläßlichen Zahlen. Man kann nur ganz allgemein aus den vielen Einzelberichten schließen, daß bis zum Erscheinen der Vakzination viele Tausende durch die Variolation immunisiert wurden; ja sogar noch im Jahre 1821—22 sollen nach John Forbes von einem Farmer und seinem Sohn, namens Pearce, in Gemeinschaft einiger Chirurgen 13000 Personen in Sussex variolisiert worden sein! Das englische Parlament, welches 1728 die Inokulation als eine gefährliche Sache erklärte und sie dann nachher protegierte, verbietet sie erst im Jahre 1840 als verbrecherische Handlung!

Genf und die Schweiz. Merkwürdigerweise betritt die Variolation, von England kommend, den Boden des europäischen Festlandes in der kleinen Republik von Genf. Allerdings wird berichtet, daß eine Impfung schon ein Jahr vor der ersten in Genf, in Holland stattgefunden habe, aber sie wird auch dort einem Genfer, Tronchin, zugeschrieben, wie es auch wieder ein Genfer war, De Carro in Wien, der zum ersten Male auf dem europäischen Festlande (1799) von einem vakzinierten Kinde ein anderes impfte, nachdem ein anderer Genfer den Impfstoff der Cow-pox „Vaccine" getauft hatte (Odier). Woher dieser eigentümliche genius loci? Léon Gautier gibt in seinem zu wenig bekannten schönen Geschichtswerke „La médecine à Genève" (1906) die Erklärung: „Genève était peut-être la ville du continent où l'on avait le plus de goût pour les idées anglaises, le plus de tendance à imiter ce qui se faisait en Angleterre." Während die meisten Medizinstudierenden des Landes ihren Weg nach Montpellier zu finden suchten, gingen Genfer nach Edinburg und London. Die in Genf redigierte „bibliothèque britannique" brachte regelmäßig die letzten Nachrichten über die englischen Impfungen, so daß das medizinische Publikum sowie die meisten Gebildeten über die Sachlage gut unterrichtet waren.

Zu einem wirklichen Versuch mit der Methode kam es aber erst im Sommer des Jahres 1749, als Tronchin bei Gelegenheit eines Besuches seiner Vaterstadt, daselbst einen seiner Neffen, den Sohn des Philosophen und Stadtherrn Calandrini, impfte. Er verfolgte die Sache nicht, da er wieder nach Amsterdam zurückkehrte. Erst im September des nächsten Jahres 1750 (wie 1749 ein Pockenjahr) beginnt der Chirurge Guyot regelmäßige Impfungen, über die er zwei Jahre darauf in Paris berichtet (33 Fälle). Die beiden Ärzte Cramer und Joly folgen ihm bald, etwas später Butini, der auch 1752 ein ausgezeichnetes Büchlein über die Variolation erscheinen läßt und damit sehr zu deren schnellen Verbreitung beiträgt. Die ersten Erfahrungen, die man in Genf mit der Impfung machte, waren nur wenig verschieden von den gleichzeitigen in England. Die lange eiternden Impfwunden beklagte man auch hier. Guyot hatte nur wenige Fälle mit sekundärem Fieber, auch war das Exanthem gering. Zum Teil hieran schuld war vielleicht seine Operationsmethode, die er Tronchin entlehnt hatte und die darin bestand, mittels eines Pflasters, meist an der Innenseite der Beine, eine Blase zu ziehen und dann nach Abtragung derselben den Impfstoff auf die wunde Stelle zu bringen. Andere infizierten die Blase, ohne sie abzutragen, durch Durchziehen eines mit Eiter getränkten Fadens. Diese Impfmethode wurde später viel in Frankreich ausgeübt.

Gleich nach den ersten Versuchen schien man Vertrauen in die Methode zu fassen, die Opposition war nur unbedeutend. Schon 1752 wurden Versuche an unehelichen Kindern im Spital gemacht und bald nachher zu diesem Zwecke besondere Räume reserviert. Ranby, der englische Chirurge, scheint auch um diese Zeit Genf besucht zu haben, um zu impfen. 1754 kehrt Tronchin definitiv nach Genf zurück. Sein Freund, Patient und Impfapostel Voltaire erscheint auch mit seinem großen Gefolge von Bewunderern. Genf wird ein kleines Paris, und alle wollen von Tronchin inokuliert werden. Der Zuzug von Fremden, die zu diesem Zwecke nach der schönen Stadt zogen, muß ein recht großer gewesen sein. Es waren aber meistens die Kinder reicher und vornehmer Leute, die geimpft wurden, dem Volke bot die Impfung im Anfang wenig Nutzen. Es ist später öfters bemerkt worden, wie wenig pockennarbige Gesichter man unter den Genfer Patriziern zu sehen bekam.

Mit der Einführung der Suttonschen Methode durch Vieusseux, der 1773 eine Broschüre darüber erscheinen ließ, verallgemeinerte sich die Praxis. Man sah aber bald auch gewisse Nachteile, als sich die in der frischen Luft herumwandelnden Impflinge überall zeigten. Der Rat der Zweihundert diskutierte die Sachlage; eine besondere Impfanstalt wurde geplant und der Vorschlag gemacht, Impflinge nur dann auf die Straßen zu lassen, wenn sie sich durch ein besonderes Abzeichen kenntlich machten. Die Behörde war aber im ganzen sehr impffreundlich, sie ermunterte z. B. Ärzte auch auf dem Lande, unter den Bauern die Impfung zu verbreiten. Odier agitierte für Frühimpfung der Kinder, wahrscheinlich folgend dem Beispiele Matys in London, der mit Genf in Verbindung stand. Es scheint, daß er mit seinem Vorschlag durchdrang[56]).

In das benachbarte Lausanne wurde die Variolation durch Guyot im Frühjahr 1754 eingeführt. Der daselbst lebende, schon damals berühmte Praktiker, Tissot, nahm sich der Sache sogleich an, und schrieb im gleichen Jahre ein Buch darüber, das ihm den Ruf eines der erfahrensten Inokulatoren brachte, so daß er später es für nötig hielt, die Impfung gegen die Angriffe von de Haen und Roncalli Parolino zu verteidigen. Ich kenne 14 verschiedene Ausgaben und Übersetzungen seiner Inokulationsschriften; außerdem habe ich Privatarchive und das Stadtarchiv Bern, unter dessen Hochherrschaft Lausanne damals war, nach Spuren von Tissots praktischer Beschäftigung mit der Impfung durchsucht und mich überzeugt, daß seine Erfahrung in der Sache eine überaus geringe gewesen sein muß. Sein Buch von Anfang bis zu Ende enthält keinen einzigen konkreten Fall, den er nicht aus der Literatur geschöpft hat, aber das Ganze liest sich sehr angenehm dank der vielen geschickt eingeflochtenen philosophischen Bemerkungen und interessanten Episoden. Eine Ausgabe von 1786, also 32 Jahre nach der ersten Auflage, bringt auch nichts Neues und Praktisches. Auf Anfrage der Berner Exzellenzen im Jahre 1777 über Impfresultate in Lausanne wird nur berichtet, daß er keinen Todesfall nach der Inokulation gehabt habe, und tags darauf sendet er selbst einen acht Seiten langen handschriftlichen Bericht über die „prohibition de l'inoculation dans les villes“. „In den letzten 22 Jahren“ sagt er, „ist regelmäßig in Lausanne geimpft worden, meist im Herbst und von der großen Anzahl der Geimpften ist kein einziger von den Pocken befallen worden.“ Von verschiedenen Orten der Gegend liegen Berichte über die allerdings geringe Zahl ausgeführter Impfungen vor. Im Berichte des Mannes, dessen Namen jeder Inokulator der Zeit kannte, ist nirgends eine Zahl angegeben. Die Annahme ist daher, glaube ich, berechtigt, daß Tissot mehr eine inoculatio imaginabilis als eine sensibilis dem Publikum gab, und daß er zu den reinen Propagandisten der Sache, etwa wie Lady Montague oder Maddox, gezählt werden sollte. Sein Kollege Dapples scheint bedeutend mehr praktische Erfahrung in der Sache gehabt zu haben[57]).

Im Jahre 1753 hatte der große Haller seine Forscher- und Lehrtätigkeit in Göttingen gegen die sehr inferiore Stellung eines Rathausammanns in Bern umgetauscht und diente nun fortan dem Wohle und Ruhme seines Vaterlandes. In den damals von England regierten hannoverschen Landen hatte er Gelegenheit gehabt, von der Variolation zu hören und dieselbe zu beobachten. Er war von deren großem Werte überzeugt, wie dies aus verschiedenen seiner Andeutungen hervorgeht, besonders aus seiner Korrespondenz mit dem befreundeten Tissot, den er auch öfters in Lausanne sah, als er in dem nahen Roche als Salzinspektor fungierte und mit ihm Krieg führte gegen die waadtländischen Naturheilkünstler, die Meiges, und gegen den gemeinsamen Erzfeind de Haen. In Bern ließ er seine älteste Tochter impfen, was ihm 1877 bei der Hundertjahresfeier seines Todestages das Lob eines Biographen brachte, „der damals auf dem Festlande noch wenig gekannten Erfindung Jenners, der Impfung mit Kuhpocken“ Eingang verschafft zu haben, einer der vielen Aussprüche, die zeigen, wie gründlich die Variolationsepoche selbst von sehr gebildeten Medizinern vergessen worden ist.

In den siebziger Jahren gelangt das Suttonsche Verfahren nach Bern und beschäftigt bald die Regierung. Der Sanitätsrat bedenkt, ob eine öffentliche Warnung nicht am Platze sei, „da nach der neuen Methode man die eingepfropften Kinder an der freyen Luft herumgehn läßt, daß vermittelst dieses Herumgehens eben, sowohl bey erwachsenen Personen, als durch Antasten anderer Kinder von übeln Folgen seyn könnte". Fünf Jahre darauf (1777) wird verfügt, daß die „Einpfropfung der Pocken oder Kinderblattern fürbar mäniglich erlaubt seyn solle, dennoch mit der Einschränkung: daß selbige nicht in den Städten, sondern auf dem Lande alleyn, und zwar nur zur Frühlings- und Herbstzeit vorgenommen werde" usw. Gegen diese Verfügung hat wohl Tissot seinen erwähnten „mémoire" eingesandt. Er hält dafür, daß es überhaupt gar kein Nachteil sei, wenn die Impfung dazu beitrage, die wahren Pocken zu verbreiten, denn bei einer derartigen sporadischen Ausbreitung hätte sie einen viel gutartigeren Charakter als in der gewöhnlichen epidemischen, eine Auffassung, an der viel Wahres ist, die damals aber äußerst selten ausgesprochen wurde.

Daß von dieser Zeit an ziemlich häufig und gründlich in bernischen Landen geimpft wurde, geht hervor aus den Berichten, welche die sich damit beschäftigenden Operateure und Ärzte an den Gesundheitsrat einsenden, und aus weiteren Bestimmungen desselben über die Art des Verfahrens, Vorsichtsmaßregeln, Isolierung von Impflingen usw., die von Zeit zu Zeit in den Akten auftreten[58]). Wichtige Neuerungen sind hier wohl nicht entstanden. Das gleiche gilt wohl auch für die übrigen schweizerischen Landschaften, speziell Basel und Zürich, die mehr von Frankreich und Deutschland als von England beeinflußt wurden. In Basel geht der Mathematiker Bernoulli mit dem guten Beispiel voran und läßt sein Kind impfen. Er hilft der Sache auch durch seine mathematischen Berechnungen der Pockenmortalität, mit und ohne Impfung, die zu einem gelehrten Streite mit d'Alembert führen. Mieg berichtet im Jahre 1767 über die Impfungen in Basel und Umgebung. In Zürich wird die Impfung auch ausgeführt, speziell nachdem Schinz durch die Übersetzung des Buches von Dimsdale die neuere Methodik popularisiert hatte. Er und Conrad Rahn scheinen sich viel damit beschäftigt zu haben, und J. C. Scherb schreibt 1779 ein langes langweiliges Buch darüber[59]). Nirgends in dem Lande, das wir jetzt die Schweiz nennen, machte die Impfung solche Fortschritte wie in Genf[60]).

Frankreich. Das wechselvolle Schicksal der Variolation in Frankreich liefert einen interessanten Beitrag zur Kulturgeschichte des achtzehnten Jahrhunderts. Zur Zeit ihres ersten Auftretens in England hatte hier die medizinische Theorie und Praxis wenig Fortschritte gemacht seit den Tagen Ambroise Parés und Guy Patins. Montpellier allein bot Zeichen fortschrittlicher Tätigkeit; es sind daher besonders die Kinder dieser Alma Mater, die sich in dem kommenden Kampfe um die Schutzimpfung auszeichnen. Während die vom Oriente kommende Inokulation die englischen Gemüter durch acht Jahre hindurch intensiv erregte, kam die Sache in Frankreich nur während des einzigen Jahres 1723 überhaupt zur Sprache und dies rein vom akademischen Standpunkte aus. Ludwig XV. war damals dreizehn Jahre alt und der Herzog von Orleans war am Ende seiner Regentschaft und seines Lebens. Ein Doktor de la Coste, der die ersten Tage der Inokulation in England miterlebt hatte, schreibt enthusiastisch über die Erfindung und ihre Aussichten an Dodart, der als früherer Leibarzt Ludwigs XIV. sich großer Achtung erfreute. Eine feierliche Versammlung in der Sorbonne wird einberufen, um de la Coste Gelegenheit zu geben, die Vorteile der Methode dem gelehrten Dekan und neun seiner Kollegen auseinanderzusetzen. Nach einer sorgfältigen Untersuchung der moralischen und religiösen Seite der Frage kamen die Herren überein, daß Versuche gemacht werden könnten, ohne damit der göttlichen Vorsehung vorzugreifen. Dieser tiefsinnige Schluß, sowie das Zureden von Helvetius bewog den Regenten, Versuche zu erlauben. Dann erschien aber ein anonymes Pamphlet „raisons de doute contre l'inoculation", in welchem die „englische Methode" in das abscheulichste Licht gestellt wurde. Es stellte sich bald heraus, daß der Autor des Heftes der alte Hecquet, Dekan der medizinischen Fakultät, war. Mehr Theologe als Mediziner, ein hartnäckiger Gegner alles Neuen, hatte er dennoch großen Einfluß. Dazu kam, daß der Regent am 3. Dezember starb, so daß die Hoffnung der Impffreunde schwächer und schwächer wurde. Ganz zerstört wurde sie in einer Versammlung in der „École de médecine" am 30. Dezember, wo die Diskussion der ominösen questio medica: „Ist es verbrecherisch zu inokulieren?" stattfand, unter dem Präsidium von Claude de la Vigne, des neuen Königs neuem Leibarzt. Einstimmige Verdammung der sündhaften Pläne folgte. Ein eigentümlicher Kontrast: die Sorbonne für, die École de médecine gegen die neue Methode! Als ein Kind tritt Ludwig XV. seinen Thron an; natürlich war es nicht seine Schuld, daß während der dreißig Jahre, die seinem Regierungsantritt folgen, fast nichts von der Impfung in Frankreich gehört wird, aber es ist ein merkwürdiges Schicksal, daß er gerade an der Krankheit, die durch diese Methode verhütet werden sollte, nach einer fünfzigjährigen Regierungszeit schmählichst zugrunde gehen mußte. Voltaire macht in diesem Momente in seiner Wohnung im Quartier der École de médecine die persönliche und höchst unangenehme Bekanntschaft der Pockenkrankheit, gepflegt von seiner Freundin Adrienne Lecouvreur. Bald nachher sehen wir ihn in England, von wo aus er seine beredte Propaganda für die Variolation in die Welt sendet[61]).

Die tieferen Gründe, warum es solange brauchte, bis die Impfung in Frankreich Fuß fassen konnte, sind nicht leicht zu durchschauen. De Mariveaux erklärte in seiner Antwort auf Voltaires Propagandabrief die Tatsache folgendermaßen: „si nous n'inoculons pas en France comme en Angleterre, c'est parce que les Anglais se décident par le calcul, et nous par le sentiment". Was die Gründe auch sein mögen, die Tatsache steht fest, daß man während all dieser Jahre nichts von der Inokulation hört, und daß nur ganz vereinzelte Versuche vorgenommen werden. Hierher gehört die, wie es scheint, vergessene Einrichtung einer Impfklinik in einem besonderen Anbau der Salpêtrière. Der vorzügliche Anatom und Chirurge Tenon richtete sie ein, als er im Jahre 1745 vom Feldzuge in Flandern zurückgekehrt war, und hat wohl da wie anderswo Tüchtiges geleistet. Erst zehn Jahre später hört man etwas über sein Interesse in der Sache, als er den Grafen de Chastelux impfte, der später einer der lautesten Freunde der Inokulation wurde[62]).

Dem wirklichen Versuche der Methode ging aber eine lange und intensive Diskussion der Frage in den gebildeten Kreisen voraus. Als Gatti im Jahre 1760 in Paris ankam, fand er „mehr Broschüren für und wider die Inokulation als wie Inokulationen". Das war sicher sehr nahe der Wahrheit; so bleibt es wohl auch während der ganzen Inokulationsepoche in Frankreich, denn nirgends finden wir auch nur annähernd Zahlen von Impfungen wie die in England. Man ist gezwungen, seinen Weg durch unzählige Broschüren, Pamphlete, Briefe, fliegende Blätter usw. zu finden, in der Suche nach Tatsachen. Ideen sind da massenhaft ausgesprochen mit charakteristischer Lebhaftigkeit und oft mit feinem Witz und Geist, aber niemand will sich auf Versuche einlassen. Der wichtigste Kämpfer für die Impfung wurde der Mathematiker de la Condamine. Im Jahre 1745 war er von einer Forschungsreise im Amazonenstromgebiet zurückgekehrt und hatte von dort die genauen Maße eines Äquatorgrades, neue Werte der Schallgeschwindigkeit, die Chinarinde (Cinchona Condaminea), Kautschuk heimgebracht und, was uns hier am meisten interessiert, die feste Überzeugung gewonnen, daß es für sein Vaterland von allerhöchster Wichtigkeit sei, die Variolation einzuführen. Er hatte nämlich in Para einen Karmelitermissionar angetroffen, der, schon im Jahre 1727 durch eine Zeitungsnotiz auf die Variolation aufmerksam gemacht, sich entschied, dieselbe bei den Indianern seiner Mission anzuwenden. Der Erfolg war sehr befriedigend und ein anderer Missionar folgte dem Beispiel. De la Condamine war erstaunt, daß dies wohltätige Verfahren sich nicht auch in anderen Teilen Paras eingebürgert hatte, als er dort im Jahre 1743 eine schwere Pockenepidemie durchmachte, die besonders viele Opfer unter den indianischen Sklaven forderte. Der

Erfolg des Karmeliters war um so auffallender[63]). De la Condamine berichtete über seine Reise an die wissenschaftliche Akademie im Jahre 1745, aber seine Propaganda für die Variolation begann erst im Jahre 1754. Er hatte keine medizinischen Kenntnisse, aber als wahres Kind seines Jahrhunderts war er erfüllt von allgemein wissenschaftlichen Interessen. Mathematiker von Beruf, betrat er die Académie Royale des Sciences durch die Türe der Chemie, die einzige, welche gerade offen war. Nun ergibt er sich ganz der Sache der Impfung. Am 27. April dieses für die französische Impfgeschichte denkwürdigen Jahres, hält er vor der Akademie seine erste Rede für die Variolation. Mehr die „forme" als der „fond" der Rede müssen zündend gewirkt haben, denn er bringt nur die englischen und Genfer Erfahrungen. Es ist so eine Rede, wie wir sie in den letzten Jahren im Kampfe gegen die Tuberkulose häufig zu hören bekommen haben; die Gefahren der Seuche für Individuum und Staat sind drastisch beleuchtet, die Einfachheit des Schutzmittels, der Prophylaxe wird tunlichst hervorgehoben, und das zu erreichende Resultat wird mathematisch festgestellt. „Wäre die Inokulation in Frankreich im Jahre 1723 eingeführt worden", so schließt de la Condamine, „so hätten wir jetzt ungefähr einer Million Menschen, ohne deren Kinder zu rechnen, das Leben erhalten"[64]). Jetzt erst bricht der wahre Kampf der Broschüren los. De la Condamine reist nach Rom, wie man sagt, um dort den Papst für die Sache zu gewinnen. Im nächsten Jahre sendet die Fakultät Hosty nach England, um die Variolation zu studieren, Tenon macht seine erwähnte gräfliche Impfung; auch Lyon, Nachbarstadt von Genf, fängt an (Rast), aber der Hauptcoup kommt 1756.

Wenig ermuntert durch den König, entschloß sich der Herzog von Orleans, der Enkel des Regenten, der vor langen Jahren die Hoffnungen der Inokulatoren durch seinen Tod vernichtet hatte, die Impfung an seinen Kindern vornehmen zu lassen. Ein Freund Tronchins, de Jaucourt, hatte ihn mit Zustimmung Sénacs zu diesem Schritte überredet. Tronchin verläßt Genf, ohne irgend jemandem zu verraten, wohin er geht, er kommt an in Paris, wo man erst von ihm am 12. März hört, dem Tage der Impfung des kleinen Herzogs von Chartres und seiner Schwester Madame de Montpensier[65]). Kirkpatrick und Hosty waren auch da, der erstere hat wohl die Impfung mit eigenen Händen gemacht, aber das leitende Genie war Tronchin, und als alles gut ging, war er der Held des Tages. Das waren aufregende Tage für Paris, man redete über nichts anderes. Tronchin impfte oder besser leitete die Impfungen verschiedener anderer Hofleute, bevor er im Juni wieder nach Genf zurückkehrte. Der Herzog von Luynes hat in seinen Memoiren unter dem Datum des 28. März 1756 notiert: „Tronchin gibt an, 20000 Personen geimpft zu haben". Einer der beiden hat da sicher etwas übertrieben. Tronchin kommt bald wieder nach Paris zurück, siedelt sich hier an trotz entschiedener Opposition der Pariser Kollegen, erlangt einen enormen Zulauf von hohen Patienten, wird Leibarzt des Herzogs von Orleans und ist die maßgebende Persönlichkeit in allem, was die Impfung betrifft, für viele Jahre. Von ihm selber wissen wir nichts über seine Methodik und Resultate; denn das Schreiben lag ihm nicht recht. Roux, ein tüchtiger Impfarzt, hatte Gelegenheit, eine Tronchinsche Inokulation mitzumachen, und gab (1765) eine ausführliche Beschreibung derselben. Wir lernen daraus, daß Tronchin ein besonderes Haus für seine Operationen gemietet hatte und darin seine Patienten für die ganze Prozedur unterbrachte. Ein Monat war nötig für die Präparation auf diätetischer Grundlage. In dem speziellen Falle von Roux wurden 26 Tage benötigt, die Behandlung zu beendigen, zehn weitere zur Heilung der Impfwunden. Beunruhigende Zwischenfälle traten auf, und de l'Epine, der später über den Fall referiert, hält dafür, daß er so schlimm wie die gewöhnlichen Pocken gewesen sei, während Tronchin selbst, in einem Briefe an Morel (1767) sagt, daß seine Patienten in Paris, die nach seiner Methode behandelt wurden, weniger krank gewesen seien als die nach der alten Art geimpften[66]).

Einige Jahre vor dem Eintreffen von Nachrichten über die sensationellen Erfolge der Suttonschen Impfungen in Paris ist hier, wie es scheint, eine Vereinfachung der Methodik angebahnt und ausgeführt worden. Der Urheber dieses Bestrebens war der Italiener Angelo Gatti. Von ihm und seinen Verdiensten sagt Bohn in seinem vorzüglichen „Handbuch der Vakzination" (1875):

„Gatti ist eine wunderbare Erscheinung in der Medizin des vorigen Säculums; fast jede Seite der vor hundert Jahren geschriebenen Büchelchen überrascht durch Anschauungen, welche weit aus dem Rahmen der medizinischen Bildung jener Tage heraustreten und welche wir für die Früchte unserer Arbeit und Einsicht zu halten geneigt sind. Ein durchaus unbefangener und sicherer Beobachter, scharfsinnig im Deuten und Folgern, mit vollem Verständnis für das pathologische Experiment, welches auf eine richtig gestellte Frage die zweifellose Antwort geben muß, erscheint Gatti als der medizinische Naturforscher im besten Sinne der heutigen Zeit. Es ist nicht zuviel gesagt, daß die Vakzination zwar ihren Jenner, aber keinen Gatti aufzuweisen hat, und man trägt von der Blatterninokulation des vorigen Jahrhunderts oberflächliche Vorstellungen davon, wenn man Gattis Schriften nicht kennt, welche, abgesehen vom Inhalte, durch eine überaus klare Darstellung wie durch die Bescheidenheit und Humanität der Gesinnung ausgezeichnet sind."

Dies sind Worte hohen Lobes von einem der besten Kenner der einschlägigen Literatur und des Impfprozesses im allgemeinen.

Bohn analysiert sehr eingehend besonders die letzte Schrift Gattis. Ich werde mich daher damit begnügen, Gattis Ansichten und seine Lehre in kurzen Umrissen darzustellen und für nähere Angaben auf die Originale und Bohn hinweisen. Gatti hat über die Impfung drei kleine Werke erscheinen lassen, und drei weitere anonyma sind ihm außerdem zugeschrieben worden. Die sicher authentischen Schriften sind von den Jahren 1763, 1764 und 1767. Die letzte Schrift ist im gleichen Jahre zweimal gedruckt worden, und ist auch, wie die zweite, in verschiedene Sprachen übersetzt worden. Zum besseren Verständnis der Entwicklung seiner Ideen ist es nötig, die drei Schriften auseinanderzuhalten.

In der „Lettre à M. Roux" (August 1763) gibt er eine Namenliste von ungefähr 100 Personen, welche er seit seiner Ankunft geimpft hat, d. h. seit 1761. Zur Impfung benutzt er nicht Eiter, sondern wählt sich dazu eine Pockenkruste von einem anderen Impflinge, und zwar bevor dieselbe eine tiefe Bräune angenommen hat. Die Innenseite einer solchen Kruste, die er manchmal in Wasser aufweicht, wird abgeschabt, zerkleinert und zur Impfung mit kleinem Hautschnitt benutzt. Die zweite Arbeit „Reflexions" usw. (1764) gibt gar nichts über seine Impftechnik und von detaillierten Resultaten; wir erfahren nur gelegentlich, daß er die Impfwunde mit einem Pflaster verschließt und daß die Anzahl seiner Impfungen auf 200 angewachsen ist. Der Hauptteil dieser Schrift enthält eine Zurückweisung der Vorurteile gegen die Inokulation im allgemeinen und gegen seine Methode im speziellen, was ihm Veranlassung gibt zu einer sehr interessanten Erörterung von Grundprinzipien. Zuerst bespricht er die Ätiologie der Pocken und wendet sich scharf gegen die nichtssagenden Ausdrücke wie Fermentation, Hefe (levain), Humores, Aufwallung (ébullition, effervescence), Keim (germe) u. a. Auf derartige nichtssagende Begriffe fußt eine Menge von Ärzten ihr therapeutisches Handeln; sie benutzen sie zu Spekulationen in Fällen, wo ein Sydenham und Boerhaave sich begnügt hätten, zu beobachten und zu beschreiben. Nach ihm entstehen die Pocken durch von außen eingedrungene Fremdkörper. Sie werden übertragen durch Kontakt, durch die Atmungs- und Verdauungswege. Das „virus" reproduziert und vermehrt sich, die Pocken sind der konstante und bestimmte Effekt desselben. Er betont besonders die strenge Spezifität des „virus".

Er bespricht nun die Variolation, deren Hauptvorteil er darin sieht, daß durch dieselbe die Krankheit mit Intelligenz übertragen wird, während sonst die Ansteckung vom Zufall abhängt. Eine „Präparation" des Impflings hat nur Sinn, wenn durch sie der allgemeine Gesundheitszustand gehoben wird; die sinnlose Routine schwächender Maßnahmen wie Aderlaß und Purgieren, selbst bei debilen Individuen, erregen seinen Zorn und Mitleid zugleich. Es ist unwesentlich, ob man „reifen“ oder „unreifen“ Impfstoff wählt, solange er nur von einem gesunden Individuum stammt. Gegen den Einwurf, daß durch Überimpfungen, wie er sie immer anwendet, der Impfstoff abgeschwächt werde, sagt er: „Ich bin überzeugt, daß es nützlich wäre, den Pockenstoff abschwächen zu können; nichts mehr wäre zu erwünschen in der Kunst des Impfens, wenn man dazu gelangen könnte; leider kenne ich kein Mittel, diese Abschwächung hervorzubringen“. Vielleicht kommt es mit der Zeit zu einer Abschwächung des Giftes durch wiederholte Passagen, „vielleicht haben wir es eines Tages der Inokulation zu verdanken, die Abschwächung des Giftes für die Menschheit hervorgebracht zu haben“. Eine reichliche Aussaat von Pusteln durch die Impfung erzeugen zu wollen, hat keinen Wert, eine einzige gut entwickelte Impfpustel hat ebenso großen Schutzwert wie tausende. Eine zweite Impfung muß in zweifelhaften Fällen entscheiden.

In seiner letzten Schrift „Nouvelles reflexions“ usw. (1767), drei Jahre später, wiederholt Gatti die gleichen leitenden Gedanken, gibt aber zudem Details über seine Impftechnik mit sehr interessanten Beobachtungen des Impfverlaufes. Die Wichtigkeit ganz kleiner Impfwunden, Einstiche, wird betont. Je frischer der Impfstoff, desto besser der Erfolg, auch zieht er solchen aus einem Frühstadium der Eiterung vor. Als Impfstelle wählt er nun vorzugsweise die Hautfalte zwischen Daumen und Zeigefinger. Kein Pflaster oder Verband wird angelegt, die Wunde soll der kalten Luft ausgesetzt werden. Sein Hauptaugenmerk ist darauf gerichtet, die der Impfung folgende Erkrankung so mild wie möglich zu gestalten. Er glaubt dies durch allgemeine und lokale Maßnahmen erreichen zu können. Als erstere benutzt er Kälte, frische Luft, psychische Beeinflussung des Patienten und anti-spasmodische Mittel (Opium) in der ersten Periode. Lokal wendet er kaltes Wasser an, und zwar durch folgende Beobachtung geleitet: die lokale Eruption geht dem Fieber mindestens drei Tage voraus; je später das Fieber einsetzt, desto gutartiger ist die folgende Erkrankung (die Allgemeinreaktion ist daher nicht durch die Impfverletzung an sich erzeugt, sondern durch das Pustelgift). Durch Eintauchen der geimpften Hand in kaltes Wasser ist er imstande die Fieberreaktion hinauszuschieben (bis zum sechsten Tage und dann nur für ein paar Stunden). Weitere Untersuchungen hierüber hält er für sehr erwünscht und besonders Beobachtungen über das Verhalten der Lokalreaktion gegenüber der Allgemeinreaktion.

Diese wenigen Sätze aus den drei Schriften Gattis zeigen, daß ihm Ziele deutlich vorschwebten, wie sie später durch die Entdeckung der Vakzine erreicht worden sind. Seine Ansichten fanden natürlich mannigfaltigen Widerspruch. Der Hauptvorwurf war, daß seine Methode nicht vor späteren Erkrankungen an Variola schützte. Gatti gibt ganz freimütig zu, daß er sich manchmal hierin geirrt habe, wie z. B. in dem viel besprochenen Falle der Herzogin von Boufflers (1763).

Hier entwickelte sich 4—5 Tage nach der Impfung eine Rötung um die Wunde; am 7.—8. Tage eiterte dieselbe, und sechs kleine Nebenpusteln entwickelten sich; am 11.—12. Tage allgemeine Symptome, Unwohlsein, Kopfweh; am 13. Tage eine Pustel auf der Stirne. Gatti erklärte die Impfung für gelungen, speziell da die Patientin während dieser Zeit der natürlichen Ansteckung von zwei anderen Impflingen, die einwandsfreie allgemeine Erscheinungen darboten, ausgesetzt war. Zweieinhalb Jahre später infizierte sich die Herzogin mit wahren Pocken mit deutlichem Exanthem, aber sonst mildem Verlauf.

In logischer Selbstkritik sagt Gatti, daß das, was er als typische Areola ansah und ihm die eingetretene Immunität sicherstellte, eben nicht beweisend sei, daß man sich gegen falsche Schlüsse in der Zukunft schützen müsse. Er sagt aber nicht klar, was er als Kriterium der Immunität auffaßt; er erwähnt eigentlich nur die typische Form der Impfnarbe. Es ist dies der schwache Punkt in seiner Lehre. Allerdings benutzt er die Re-inokulation in ihm zweifelhaft erscheinenden Fällen. Man kann aber dagegen einwenden, daß, wenn sein Impfstoff keinen Effekt in der Erstimpfung hervorbrachte, er auch für eine zweite Impfung ungenügend sein könnte. Bei aller Gedankenschärfe Gattis vermißt man eben doch eine befriedigende Beweisführung. Seine Gedanken sind aus guter Beobachtung geschöpft, er sieht voraus, was erstrebenswert, er spricht vom Werte des Experimentes, wir finden aber nur höchst selten Andeutungen, daß er sich desselben bedient, um seine Hypothesen zu stützen oder zu erhärten[67]). Er verläßt allerdings nirgends die gute theoretische Grundlage, auf welche er sich von seiner ersten Arbeit an gestellt hatte. In der Ausführung schwankt er aber, wenn man sich die drei Arbeiten daraufhin näher ansieht.

Zuerst benutzt er Pockenkrusten zur Impfung, kaum drei Jahre später betont er die große Wichtigkeit frischen Impfstoffes. Aus dem Falle Boufflers lernen wir, daß er 1763 noch Schnitte anwandte, die später eiterten, 1764 bedeckt er sie mit Pflastern, erst drei Jahre hierauf hat er die kleinen Einstiche und die offene Wundbehandlung angenommen.

Es zeigt dies ein opportunistisches Herumtasten, nicht ein auf dem Experiment fußendes Bestreben, eine allseitig befriedigende Methodik zu schaffen, und ferner, daß er erst 1767 zu der Impftechnik gelangt ist, die ihm Bohn als ein so überaus hohes Verdienst anrechnet. Daß diese nicht den Wert einer originellen Entdeckung hat, ergibt sich daraus, daß er vor diesem Jahre sicher in

London war, dort verschiedene Inokulatoren sah und Gelegenheit gehabt hat, den Wert vereinfachter Methodik zu sehen. Er konnte sogar ein Jahr vor dem Erscheinen seiner „Nouvelles reflexions" die genaue Beschreibung des Suttonschen Verfahrens im Buche George Bakers lesen. Der englische Einfluß ist frappant in seinem letzten Buche, besonders in seiner Verwendung des kalten Wassers, die er vorher nicht erwähnt. Daß Gatti auf die englische Impfmethodik wesentlich eingewirkt hat, ist unwahrscheinlich, denn man hört von ihm in London erst nach 1767. Er hat wohl auf die Einzelnen, die er bei seinem Besuche sah, einen Einfluß ausüben können, aber bedeutungsvoll kann er kaum gewesen sein, denn das Feld war schon längst vorbereitet.

Gattis gesamte Tätigkeit, die Anspruch auf wissenschaftliche Beachtung machen kann, erstreckt sich nur über einen Zeitraum von vier bis fünf Jahren, wenigstens läßt sich nichts Bestimmtes darüber ausfinden, weder vorher noch nachher. Man kann die Schuld daran auf die unruhigen politischen Verhältnisse schieben, die ihn daran hinderten, seine Arbeit bis in die letzten Konsequenzen zu verfolgen. Das ist möglich, aber schwer beweisbar. Merkwürdig ist es jedenfalls, daß er in den letzten dreißig Jahren seines Lebens nichts über die Sache zurückgelassen hat, was schwerlich für ein tief wissenschaftliches Interesse spricht. Bohns Hochschätzung Gattis bedarf daher sicher einer gewissen Einschränkung. Gatti war einfach ein intelligentes Kind einer Zeit, in der alles gärte, ein guter Beobachter mit einem besonderen Talent zur Verallgemeinerung von Grundprinzipien und speziell begabt, seinen Anschauungen in Wort und Schrift in bestechender Weise Ausdruck zu verleihen. Sein intimer Verkehr mit den Enzyklopädisten und anderen Philosophen in der Gesellschaft des „ancienne régime", die in intellektueller Beziehung die höchsten Anforderungen stellte, ist ihm jedenfalls eine gute Schule gewesen. Außerdem war er entschieden ein weiser Arzt und feiner Diplomat, ähnlich wie Tronchin, aber von größerer geistiger Elastizität und Beweglichkeit. Die Medizin hat er nicht besonders gefördert, nicht mehr wie viele ähnlich begabte Ärzte seiner Zeit; in der Impfmethodik hat er mitgeholfen, diese zu vereinfachen, seine Gedanken haben zündend gewirkt, aber auch hierin ist seine Erscheinung mehr glänzend als wirklich bahnbrechend. Sein ganzer Lebenslauf, den man zu seiner Beurteilung kennen muß, spricht hierfür[68]).

Die Erlaubnis, die Gatti seinen Impflingen erteilte, sich überall frei umherzubewegen, soll daran schuld gewesen sein, daß sich die Regierung in die Sache mischte. Ein Parlamentsdekret vom 8. Juni 1763 erwähnt, daß „geflüsterte Anklagen des Volkes" gegen die Unvorsichtigkeit gewisser Inokulatoren die Ohren des hohen

Magistrats erreicht hätten und daß daher eine Untersuchung der Sache vonnöten sei. Da die Frage der Inokulation von zwei Gesichtspunkten, dem religiösen und dem gesundheitlichen, betrachtet werden müsse, so sei es erwünscht, den Rat der theologischen und der medizinischen Fakultät einzuholen. Dem Rate der Mediziner soll der der Theologen folgen. Einstweilen wird die Ausübung der Impfpraxis innerhalb der Stadtgrenzen untersagt. Von nun an entstehen verschiedene Impfhäuser außerhalb der „Barrieren", und die Mitglieder der Gesellschaft gehen dorthin für einige Wochen, um die Inokulation unter Gatti, Petit, Roux und anderen durchzumachen. Tronchin eröffnet hier auch ein solches Haus (1766), und Worlock, der Schwiegervater Suttons, etabliert sich hier gleichfalls mit einem Assistenten.

Unterdessen macht sich die medizinische Fakultät an die Bearbeitung des Gutachtens. Sie wählt eine Kommission von zwölf Mitgliedern und bestimmt den Gang der Untersuchung. Die gleiche Fakultät, die vor längerer Zeit zuerst gegen, dann für Antimon geurteilt und die Entdeckung des Blutkreislaufes zurückgewiesen hatte, will diese Frage mit ähnlichen Beweismitteln entscheiden. Weitere Versuche zu inszenieren, liegt nicht in ihrem Plane; es soll nur die Literatur studiert und andere Fakultäten sollen um ihre Meinung angegangen werden. Regelmäßige Versammlungen der Kommission werden angesetzt. Hier platzten die entgegengesetzten Meinungen aufeinander, so daß die Sitzungen öfters in wahre Tumulte ausarteten. Die Kommission konnte sich nicht einigen; daher wurde der Beschluß gefaßt, zwei Gruppen zu bilden, die separate Gutachten zu liefern hatten. Antoine Petit leitete die Gruppe der Impffreunde, de l'Épine die der Gegner. Die Freunde unter Petit waren: E. L. Geoffroy, A. C. Lorry, Maloët, Thiery und Cochu, die Gegner unter de l'Épine: Jean Astruc, M. P. Bouvart, Th. Baron, J. Verdelhan de Miles und H. J. Macquart; die ersteren repräsentierten das jüngere, mehr fortschrittliche, die letzteren das ältere, konservative Element in der Fakultät. Erst 15 Monate nach der Veröffentlichung des Dekrets konnten die Kommissionsberichte zum ersten Male der versammelten Fakultät vorgelesen werden. Druckreif wurden sie jedoch erst im Jahre 1766, und ein Supplement wurde noch im folgenden Jahre hinzugefügt. Diese Berichte geben einen sehr guten Überblick über die Impfliteratur vor diesen Jahren.

Der Bericht de l'Épines könnte einem Staatsanwalt alle Ehre machen; als solcher ist er eine sehr geschickte Zusammenfassung der die Inokulation verurteilenden Tatsachen. Auf 125 Quartseiten werden alle Fehlgänge der Impfpraxis mit langen Zitationen aus der Literatur besprochen. Das Hauptargument ist, daß die Pocken überhaupt nicht so gefährlich seien, wie gewöhnlich angenommen werde, was besonders durch de Haens Angaben gestützt wird. Falsche Behandlung ist öfters schuld an den meisten Todesfällen nach Pocken; weiterhin entgehen überhaupt eine große Anzahl von Menschen der natürlichen Ansteckung, und gerade solche können dann durch die Impfung umgebracht werden. Ein einziger solcher Fall genügt, die Inokulation zu verdammen. Die Fehlschläge Gattischer Impfungen und die hohen Mortalitätsziffern von Boston (Delahonde), die Zunahme von Pocken mit der Einführung der Impfung sind Punkte, die besonders hervorgehoben und belegt werden. Es wird zu zeigen versucht, daß das Verbot der Impfung in Paris schon jetzt wohltätige Folgen habe, daß man „wieder aufatmen könne". In seinen Schlußbemerkungen sagt de l'Épine hämisch, daß die Methode vielleicht noch nicht genügend vervollkommnet sei und daß er hoffe, dies möge den Engländern gelingen, dann „werden wir dem Himmel danken für eine solch köstliche Gabe und ihnen gebührende Ehrfurcht bezeugen für die Erleuchtung, die sie uns auf eigene Lebensgefahr geschenkt haben. Es wäre unrecht für uns, sie um den rechtmäßigen, ihnen gebührenden, Vorteil, die ersten Früchte unter so gefahrvollen Umständen zu genießen, beneiden zu wollen." Die sechs Impfgegner raten daher, die Inokulation weder zu gestatten, noch zu dulden[69]).

Von denen, die dieses Urteil unterzeichneten, ist Jean Astruc ohne Zweifel der bedeutendste und einflußreichste gewesen. Es ist aber unwahrscheinlich, daß der achtzigjährige, nur zwei Jahre vor seinem Tode stehende Mann sich sehr aktiv mit der Abfassung des Berichtes beschäftigt habe. Bouvart, ein weiteres Mitglied, ein Todfeind Tronchins und aller Inokulatoren, ist hingegen wahrscheinlich verantwortlich zu machen für einige der extremsten Ausfälle und Anschuldigungen. Mit Petit, dem Redakteur des Gegenberichtes, hatte er überdies einen persönlichen Handel über die wichtige Frage der verzögerten Geburt[70]).

Der Bericht der Impffreunde unter Petits Führung ist lange nicht so sorgsam vorbereitet und geschrieben wie das Dokument von de l'Épine. Man fühlt, daß er von einem beschäftigten Praktiker geschrieben ist, der wenig Zeit und Neigung hat, auf all die zugezogenen Spitzfindigkeiten einzugehen. Er setzt einfach seine Meinung nach eigenen Beobachtungen auseinander und berücksichtigt die einzelnen Einwürfe kaum. Für den Durchschnittsleser war dieser Bericht gewiß lange nicht so überzeugend wie der andere, in dem die einzelnen Berichte der Inokulatoren so zitiert wurden, daß sie gegen sich selbst Zeugnis ablegten. Als Petit nach Erscheinen des ersten Berichtes sah, was für Mittel gegen ihn und seine Sache angewandt wurden, gab er einen zweiten Bericht heraus, in dem er de l'Epines „multiple Irrtümer und allerhand Fehler“ darlegt[71]).

Die endlosen Diskussionen über den Wert der Impfung während dieser Jahre müssen das Interesse des Publikums an der Sache erschöpft haben. So kam es, daß, nachdem die Fakultät sich endlich mit 52 gegen 26 Stimmen für die Duldung der Inokulation unter gewissen Beschränkungen ausgesprochen hatte, fast nichts mehr über die Sache verlautete. Obgleich nun dem Sturme der öffentlichen Teilnahme die Stille passiver Gleichgültigkeit folgte, wäre es falsch, anzunehmen, daß sich die Impfpraxis in Frankreich in den folgenden Jahren nicht weiter entwickelte. Petit schätzt in einem späteren Briefe an den Dekan der Fakultät die Anzahl der in Frankreich bis zum Ende des Jahres 1766 ausgeführten Impfungen auf 15000, was gegenüber den von England berichteten 200000 als unbedeutend erscheint. Nichtsdestoweniger enthält die Literatur eine ganze Anzahl von Arbeiten, die interessante Beiträge bringen. Nachdem sein Großvater an den Pocken 1774 gestorben war, entschließt sich Ludwig XVI., sich selbst und seine Familie impfen zu lassen[72]). Es würde zu weit führen, hier noch näher auf das weitere Schicksal der Inokulation in Frankreich einzugehen. Wie in England, obgleich weniger ausgedehnt, nimmt sie einen Platz unter den gewöhnlichen ärztlichen Maßnahmen ein. Noch aus dem Jahre VII der Republik (1799) haben wir einen schönen wissenschaftlichen Bericht über die Tätigkeit der Impfklinik der Salpétrière (École de Médecine) von dem berühmten Pinel und Leroux. Derselbe zeigt, daß die Impfung damals noch systematisch gepflegt und auch für die Belehrung von Studenten angewandt wurde[73]).

Im weiteren Laufe der Variolation durch die übrigen europäischen Länder ergeben sich keine wesentlich neuen Gesichtspunkte und Verbesserungen in der Methodik. Maßgebend bleibt überall die in England und Frankreich geschaffene und ausgeübte Praxis, und nirgends, außer vielleicht in Teilen Hollands und der skandinavischen Länder, tritt sie in das tägliche Leben und Handeln des Volkes in dem Grade ein wie in England. Vom medizin- und kulturhistorischen Standpunkte aus ist ihre Entwicklung hier auch nicht ohne Interesse, und daher will ich dieselbe in großen Zügen verfolgen, soweit dies nicht schon in der deutschen Literatur geschehen ist.

Holland. Über die Variolation in Holland besitzen wir aus der Feder des um die Medizinhistorik hochverdienten Dr. C. E. Daniëls eines der besten Werke, die je über diesen Gegenstand geschrieben worden sind. Auf Grund eingehendsten Studiums der Quellen (eine große Anzahl der wichtigsten Dokumente sind wörtlich abgedruckt) gab er 1875 eine Darstellung der holländischen Impfperiode, die einen klaren Einblick erlaubt in die oft verwickelten Zustände. Leider ist das in holländischer Sprache geschriebene Werk außerhalb seines Vaterlandes kaum berücksichtigt worden, obgleich es eine wahre Fundgrube für den Medizinhistoriker bildet[74]).

Die erste Besprechung der Variolation in Holland findet sich in der Leydener Inauguraldissertation (1722) von A. le Duc aus Konstantinopel. Er druckt seine These zusammen mit den Abhandlungen der Londoner Ärzte à Castro und Walter Harris. Er wiederholt nur, was sich schon in den Schriften von Timoni und Pilarini über die „griechische Methode" fand. Es regte diese Schrift zu Versuchen ebensowenig an wie die Erwähnung der Sache durch Aarnoudt Helvetius, Arzt in Middelburg, zwei Jahre später[75]). Noch glänzte Boerhaave an der Spitze der Leydener Schule; Van Swieten, Gaub, de Haen, Haller und andere spätere Größen, die dann mehr oder weniger für die Impfung eintraten, waren in diesen Jahren noch um den Meister versammelt. Boerhaave selbst brachte der neuen Methode nur ein theoretisches Interesse entgegen. In einem seiner Aphorismen sagt er davon: „prophylaxis insitiva videtur satis certa tutaque" [76]). Der Lieblingsschüler seiner letzten Jahre, Theodore Tronchin, soll dann als erster die Impfung in Amsterdam (1748) an seinem Sohne und anderen vorgenommen haben[77]). Dann wird berichtet, daß im Jahre 1753 englische Chirurgen in Rotterdam zu impfen angefangen haben, aber erst im Jahre 1754 sind im Haag die ersten authentisch festgestellten Impfungen von Thomas Schwencke, dem vortrefflichen Anatomen und Chirurgen, im Beisein von zwei anderen Ärzten an drei Kindern der Gräfin Athlone ausgeführt worden. Denselben folgten verschiedene weitere Inokulationen an vornehmer Leute Kindern, auch an den Töchtern des französischen Geistlichen Chais, der dann von der Kanzel und im Druck eifrigst Propaganda für die Sache machte[78]). Gaub folgt dann als nächster mit einer Impfung in Leyden (1755), aus deren Beschreibung, die Daniëls detailliert wiedergibt, zu ersehen ist, daß die komplizierte Methodik, die in London geübt wurde, zur gleichen Zeit auch hier angewandt wurde. Vom Jahre 1756 an mehren sich die Berichte über Impfungen: von van Lempoel, de Monchy, L. Bikker und anderen in Rotterdam[79]), von van Ghert in Breda (1757), von van Doeveren in Groningen (1759); aber diese Anfänge vermochten nicht die allgemeine Aufmerksamkeit des Publikums auf die Sache zu lenken.

Ein Aufschwung kam erst, als die einfachere Methode durch zwei Agenten Suttons, den Dr. Alexander Sutherland aus Bath und den Inokulator Hewitt (Schwiegersohn von Sutton) im Haag (1767) eingeführt wurde. Obgleich zwei Jahre vorher die Impfung verboten worden war, erhielt der sich hoher Protektion erfreuende

Sutherland die Erlaubnis vom Haager Magistrat, seine Kunst auszuüben, während Hewitt abgewiesen wurde, da er kein Hochschuldiplom besaß. Die Dokumente, welche Daniëls über diese Verhandlungen sowie über die später folgenden Ereignisse abdruckt, werfen recht interessante Streiflichter auf das Geschäftsverhältnis zwischen Sutton und seinen Agenten. Es geht daraus hervor, daß die Agenten gegen Hinterlegung einer größeren Summe Instruktionen in der Impftechnik und der allgemeinen Behandlung der Impflinge erhielten, worüber ihnen ein besonderes Zeugnis ausgestellt wurde. Dann erhielten sie auch gedruckte Formulare zur Verteilung an ihre Impflinge, worin alle Verhaltungsmaßregeln diätetischer und hygienischer Natur, das „Regimen Suttonianum", genau aufgeführt wurden. Die Geheimmittel lieferte Sutton auch an die Agenten; sie konnten dieselben nicht selbst bereiten, da die Zusammensetzung Geschäftsgeheimnis auch ihnen gegenüber blieb, sie somit immer von Sutton abhängen ließ. Ingen-Housz und Maty belehrten ihre holländischen Landsleute von London aus über diese Geschäftskniffe[80]), und versuchten darzulegen, daß ebenso gute Resultate zu erzielen seien nach der Methode von Dimsdale und Gatti, die der Suttonschen gleich, aber frei von Charlatanerie und Geheimniskram sei. Es entspann sich nun ein literarischer Kampf zwischen der Ärztewelt und Sutherland, in dem die erstere bald die Oberhand gewann, besonders da gezeigt werden konnte, daß die Pocken durch die Methode verbreitet werden könnten. Von dieser Auffassung hängt nun in Holland, wie auch anderwärts, die Gestattung oder das Verbot der Impfung im übrigen Lande größtenteils ab, entsprechend der jeweiligen Größe der Pockennot.

Bis in die letzten Jahre des Jahrhunderts hört man nun Berichte von allen Teilen Hollands über ausgeführte Impfungen. Am wesentlichsten gefördert wurden sie durch Peter Camper und W. van Doeveren in Groningen, vom letzteren auch später in Leyden. Camper hatte die Impftechnik in London unter Archer und Watson studiert. Seine Preisschrift an die Akademie von Toulouse (1772), eine Ausarbeitung seiner „aanmerkingen" von 1770, gibt, wie auch diese, eine vorzügliche wissenschaftliche Darstellung der Methode. Sie fußt auf den Anschauungen und Arbeiten von Watson, Gatti und Dimsdale mit eigenen Beiträgen, die Campers kritisches Vorgehen und Beobachtungstalent in einem sehr vorteilhaften Lichte erscheinen lassen. Besonders beachtenswert sind seine Beschreibungen und bildlichen Darstellungen der lokalen Impferscheinungen[81]). Van Doeveren hat wohl noch mehr als Camper die praktische Anwendung der Methode befördert und für ihre Verallgemeinerung als akademischer Lehrer in Leyden gewirkt. Interessant sind seine mit Camper angestellten Versuche (1768) von Schutzimpfungen gegen die Rinderpest, die in England seit 1744 viel von sich reden machte, und die hauptsächlich durch die Bemühungen Campers und van Doeverens in den nördlichen Provinzen von Holland (Friesland), in Deutschland (Braunschweig, Mecklenburg), Dänemark und Schweden Anwendung fanden, mit im allgemeinen befriedigenden Resultaten[82]).

Es scheint überhaupt, daß die praktische Entwicklung der Variolation mehr in den nördlichen Provinzen stattfand, während sich die Literatur hierüber mehr in den südlichen Städten breit machte[83]). Bemerkenswert unter den Beiträgen zur Impffrage ist eine Arbeit von Johannes Veirac (1777), die dem Autor eine goldene Medaille einbrachte[84]). Die Vorschläge von Veirac sind denen sehr ähnlich, welche von Haygarth für die Verallgemeinerung der Impfung in England fast zwanzig Jahre später gemacht wurden und die der Kuhpockenimpfung mächtig vorarbeiteten[85]). Veirac empfiehlt, Geldprämien auszuschreiben für diejenigen, die sich freiwillig zur Impfung stellten, ferner allgemeine Impfungen in kleineren Bezirken und Dörfern, für Städte jedoch nur partielle Inokulationen in besonderen Impfhäusern, deren Plan, Lage und Verwaltung er genau beschreibt. Die konstruktiven Details antizipieren auffallend die viel späteren Baupläne, die, unter dem Banner der Asepsis, noch unseren gegenwärtigen Bedürfnissen entsprechen könnten. Veirac denkt ferner auch an die Gründung von Impfgesellschaften und zeigt überhaupt ein großes Verständnis für die soziale Wichtigkeit der Sache und ein planmäßiges Vorgehen. Praktische Folgen hatten Veiracs Vorschläge nicht sogleich; erst im Jahre 1796 wurden Freiimpfungen in Erwägung gezogen, aber schon im nächsten Jahre nahm die ganze Bewegung infolge der Einführung der Kuhpockenimpfung durch Davids eine neue Richtung[86]).

Deutschland und Österreich. In deutschen Landen hat die Variolation schon recht früh in der Literatur Erwähnung gefunden (s. oben). Eller, der, wie schon berichtet, in Paris die erste Inokulation vollzogen haben will, soll nach seiner Rückkehr nach Anhalt-Bernburg um 1720 ein paar Impfungen gemacht haben. Später, als er preußischer Leibarzt war, wurde es ihm nicht gestattet, Pockenkranke zu sehen, was ihn zwang, die Sache aufzugeben. In Breslau erscheint ein Bericht über eine schon 1721 von Johann Adam Rayman, einem ungarischen Arzte, ausgeführte Inokulation[87]). Auch erscheinen verschiedene Doktordissertationen über die Impfung (Mülich in Altdorf 1725 und Cramer in Erfurt 1726), deren Erwähnung hier nur darlegen soll, daß ein gewisses Interesse für die Sache schon damals bestand, wenn es auch bei der theoretischen Erörterung blieb.

In dem zur englischen Krone gehörenden Hannover kam es wohl

erst zu wirklichen Versuchen, nachdem die Impfung des Prinzen Friedrich (1724) durch Maitland den ersten Anstoß gegeben hatte. Im gleichen Jahre veröffentlicht J. E. Wreden seine „Vernünftigen Gedanken“ hierüber, und bald darauf fängt sein Sohn John zu impfen an. Dann folgt eine lange Periode, in der man von der Inokulation nichts hört. Haller, der in Göttingen von 1736 bis 1753 war, tat nichts für die Sache zu dieser Zeit. Erst mit der 1754 drohenden Pockennot kam es wieder zu neuen Versuchen. Drei weitere Prinzen wurden in diesem Jahre von Engländern im Beisein von Werlhof in Hannover inokuliert. Dieser unternimmt dann selbst mit anderen verschiedene Versuche. J. J. Berger, der zu dieser Zeit in Göttingen weilt, macht sich bald nachher um die Einführung des Verfahrens in Dänemark verdient. Zimmermann, Werlhofs Nachfolger (1768), protegiert, wahrscheinlich durch seinen intimen Verkehr mit Tissot dazu veranlaßt, die Impfung, wie auch Murray, der mit England (Pringle) und Schweden in Verbindung steht. Roederer und Wrisberg scheinen in Göttingen eine ziemlich ausgedehnte Impfpraxis betrieben zu haben[88]). Wie in anderen Orten brachte auch hier die Einführung der Suttonschen Verbesserungen einen Aufschwung. Wichmann war der erste, der sie hier in Anwendung brachte und zu ihrer Verallgemeinerung wesentlich beitrug.

In den übrigen deutschen Ländern, den vielen kleinen und größeren Staaten und besonders an den Höfen derselben, wirken hauptsächlich die wandernden Inokulationsspezialisten als Verbreiter der Methode, obgleich es an unabhängigen spontanen Unternehmungen nicht fehlt. Der wichtigste unter den Inokulatoren in Deutschland war wohl Baylies, der in England schon einen schlechten Ruf hatte und ihn hier nicht verbesserte, obgleich er es verstand, sich Friedrichs des Großen Gunst zu erschleichen. Sein Tun sowie die übrige Entwicklung der Impfpraxis in Deutschland ist schon von andrer Seite, zum Teil sogar an Hand von Aktenmaterialien, erforscht und beschrieben worden, so daß es überflüssig erscheint, nochmals darauf einzugehen[89]). Ich will hier nur hinweisen auf die Bewegung in der deutschen Literatur, die durch die Impfung erzeugt wurde und die einen gewissen Einblick gestattet in die Größe und Lokalisation des hervorgerufenen Interesses. Von den im Gebiete des jetzigen Deutschlands erschienenen Variolationsschriften habe ich ungefähr 120 kennen gelernt. Eine gute Anzahl derselben sind Übersetzungen aus fremden Sprachen. Nach dem Veröffentlichungsorte lieferte natürlich Leipzig die größte Zahl (16), dann kommen Göttingen (13), Jena (9), Halle (7), Frankfurt a. M. (5), Berlin (5), Breslau (3), Wittenberg (3), Nürnberg (3), Hannover, München, Altdorf, Erfurt, Königsberg, Straßburg, Münster und Gotha je zwei, die übrigen Orte nur je ein Werk. Die Literaturflut setzte mit dem Jahre 1755 ein, nachdem zwischen 1720 und 1729 ein Anlauf gemacht worden war; dann kam es zu einer relativen Ebbe in den achtziger und zu der allergrößten literarischen Produktivität in den neunziger Jahren (natürlich ohne die nun beginnenden Schriften über Vakzination einzurechnen). Daß die wirkliche Impfpraxis nicht oder nur teilweise parallel geht mit diesen Schwankungen, ergibt sich schon aus dem Studium der Schriften, die fast nur die Bestrebungen an anderen Orten zu beleuchten suchen und das Für und Wider spekulativ erwägen[90]). Im allgemeinen scheint es, als ob in den westlich gelegenen Ländern längs des Rheins, dann in den sich denselben nördlich anschließenden Staaten, in Friesland, Oldenburg, Bremen und besonders in dem damals dänischen Holstein (s. unten) die praktische Betätigung am ausgesprochensten gewesen sei, abhängig größtenteils vom Einflusse der Nebenländer und besonders von Hannover[91]).

In Österreich zieht mit der Berufung van Swietens (1745) der Geist der großen Leydener Schule ein, womit die für die Entwicklung der gesamten klinischen Medizin so wichtige Begründung einer neuen Wiener Schule zeitlich zusammenfällt. Van Swieten fand große Unterstützung in seinen medizinischen Reformbestrebungen in der Person seines Landsmannes de Haen, dessen Übersiedlung nach Wien im Jahre 1754 erfolgte. Er war es, der wesentlich dazu beitrug, die schon in Leyden geübte Lehrmethode am Krankenbette, sowie die verfeinerte Methodik der Beobachtung und Diagnostik überhaupt einzuführen und weiter auszuarbeiten (z. B. Thermometer). Für die Einführung der Variolation hat van Swieten sich kaum bemüht. Dieser taktvolle Organisator zog es wohl vor, in Anbetracht der enthusiastischen Propaganda der Impffreunde einerseits und der heftigen Opposition, die de Haen bald nach seiner Ankunft in Wien der Inokulation entgegenbrachte, andererseits, sich nach keiner Seite hin bloßzustellen. Daher schreibt er an van Leempoel im Juli 1755, daß er für die Inokulation sei und sie einzuführen gedenke, und genauer an de la Condamine (1757), daß er nur auf den Frühling warte, um mit Versuchen zu beginnen[92]), während de Haen seine Denunziationen der Inokulation in die Welt sendet und jeden Versuch in Wien hintertreibt.

De Haens eigentümliches Interesse an den Hexenprozessen und seine einseitige Stellungnahme gegenüber der Variolation werden für immer seinen Ruf als eine wissenschaftliche Größe ersten Ranges schmälern müssen. Aus etlichen Serien von ihm behandelter Pockenkranker schloß er ganz allgemein, daß die Krankheit an sich ganz harmlos sei, augenscheinlich vergessend, daß die Sterblichkeit, obgleich veränderlich, zu gewissen Zeiten eine enorme sein konnte. Daß er zu einem solchen Schlusse nicht durch nüchterne Beobachtung, sondern durch Vorurteile kam, ist auch dadurch wahrscheinlich gemacht, daß seine ganze Beweisführung und Opposition von fanatisch-religiösen Bedenken durchsetzt ist. Seine berühmt und berüchtigt gewordenen „Quaestiones" (1757), sind die folgenden: Ist die Inokulation vor Gott erlaubt? Verschont die Impfung das Leben von mehr Leuten als die natürliche Krankheit? Muß wirklich jeder die Pocken durchmachen? Ist die Schutzkraft der geimpften Pocken nicht fraglich? Er wünscht nichts sehnlicher, sagt er, als daß irgend jemand ihm die Fragen bejahend beantworten könne und würde. Unter den vielen Schriften, die ernstlich die Fragen zu beantworten suchten, hat ihn wohl keine befriedigt, das allgemeine Interesse an der Sache wurde durch den literarischen Streit wohl gefördert, die Impfung selbst hingegen kaum[93]).

Erst im Jahre 1767 wurden Versuche mit der Impfung ernstlich geplant, nachdem Nachrichten von London und Paris über die Erfolge mittels der vereinfachten Methode eingetroffen waren und Maria Theresia, die, fast 50 Jahre alt, selbst die Krankheit durchgemacht, auf diplomatischem Wege in England darüber Erkundigungen eingezogen hatte. Sir John Pringle, der Leibarzt der englischen Königin, wurde zuerst befragt. Nachher gaben die Leibärzte und Chirurgen des Königs ihr schon erwähntes, überaus günstiges Urteil ab[94]). Sir John Pringle wurde daher ersucht, eine geeignete Persönlichkeit für die hohen Impfungen am österreichischen Hofe zu finden und unverzüglich nach Wien zu senden. Um vor einem Fremden nicht ganz unerfahren in der Sache zu erscheinen, wurden dann schnell im Frühjahr, von Anton S. Rechberger (1731—1792) angeregt, von A. von Stoerck (1731—1803) unterstützt, von van Swieten gestattet, die ersten Impfungen inszeniert und an sechs Neugeborenen durch von Leber mit gutem Erfolge (20. März 1768) ausgeführt[95]).

Unterdessen war der Holländer Jan Ingen-Housz für die österreichische Impfmission erwählt worden[96]). Er nahm an, reiste sofort von England über Holland nach Wien, wo er gegen das Ende des Sommers anlangte. Der hochbegabte und feingebildete Mann machte am Hofe und bei den maßgebenden Persönlichkeiten den besten Eindruck. Obgleich die Ärzte ihm nicht allzu freundlich entgegenkamen und besonders die, welche an den hastig inszenierten Impfungen teilgenommen hatten, ihm durch ihre große Kenntnis der Sache zu imponieren versuchten, erwarb er sich großes Vertrauen. Bis zum Ende seines Lebens sollte er während 30 Jahre diesem Lande und der Wissenschaft dienen[97]). In Erfüllung seiner Mission wurden nun zunächst Probeimpfungen an

Kindern, die im Schlosse Meidling auf Kosten der Kaiserin verpflegt wurden, vorgenommen[98]). Der Ausfall der Probe wurde als zufriedenstellend angesehen, obgleich einer der Impflinge starb (nachweislich nicht an den Folgen der Impfung), so daß Ingen-Housz nun an die Impfung der Erzherzöge Ferdinand und Maximilian, sowie der Erzherzogin Therese gehen konnte. Es geschah dies am 10. September 1768. Neunzehn Tage hierauf konnte der glückliche Verlauf der Impfung gemeldet werden, was beim Hofe und Volke mit Jubel begrüßt wurde. Etwas später wurde dann Ingen-Housz nach Florenz geschickt, um dort andere Mitglieder der kaiserlichen Familie zu impfen[99]). Auf seinem Rückwege von Italien gab er in verschiedenen Orten Ärzten Unterweisung im Impfen, eine Tätigkeit, die er dann auch auf andere Gebiete der Monarchie ausdehnte. Was an Impfungen zustande kam, ist hauptsächlich ihm zu verdanken, wenn auch andere Ärzte wie Stoerck, Leber, Locher, Rechenberger von ihm augenscheinlich unbeeinflußt eine Impftätigkeit entfalteten. Schloß Veit bei Schönbrunn und noch andere Landgüter wurden bald zu regelrechten Impfanstalten für die vermögende Klasse umgewandelt. Es kam aber auch zu Freiimpfungen und zu einer Wiener Impfanstalt (1786) auf Staatskosten, veranlaßt hauptsächlich durch den Einfluß von Ingen-Housz. Sein zähester Gegner war natürlich de Haen, der ihn offen und versteckt, wenn immer möglich, angriff[100]). Wenn die Impfmethodik selbst durch Ingen-Housz, wie man es von seiner besonderen Begabung erwarten könnte, eine wesentliche Verbesserung nicht erfuhr, so ist dies wahrscheinlich dadurch erklärlich, daß die Methodik, derer er sich bediente, ihm vollkommen befriedigende Erfolge zusicherte, so daß er seine wissenschaftliche Tätigkeit anderen Gebieten zuwenden konnte.

Dänemark und Norwegen. Außerhalb der Grenzen dieser Länder ist nicht viel bekannt geworden über die Einzelheiten der dortigen Impfbewegung, obgleich dieselbe, wie auch im benachbarten Schweden, eine recht beträchtliche Entwicklung erfuhr. Eine vortreffliche Schilderung der Ereignisse haben wir von der Feder des bekannten Medizinhistorikers Julius Petersen, aber sie ist leider nie aus dem Dänischen übersetzt worden[101]).

Die äußeren Schicksale der Variolation entwickeln sich hier ähnlich wie in den anderen Ländern. Sie werden im Jahre 1739 eingeleitet durch die akademische Diskussion der Inokulation gelegentlich der grönländischen Pockenepidemie (1733) durch den aus Stralsund stammenden Georg Detharding (1699—1747), welcher die Professur der Medizin in Kopenhagen seit dem Vorjahre innehatte[102]). Allgemeine Aufmerksamkeit brachte man der Sache aber erst etliche Jahre später entgegen, besonders nach der Übersetzung des Buches von Butini im Jahre 1753 durch Chr. Joh. Berger (1724—1787), der sich auch weiterhin, zusammen mit Struensee, mit dem er auf sehr gutem Fuße stand, der Einführung und Verbreitung der Impfung annahm. Bevor Struensee seine große Machtstellung errungen hatte, war es Bernstorff, oder vielmehr dessen Frau, die besonders die beiden Schüler Hallers, den Botaniker G. Ch. Oeder und den Mediziner J. J. von Berger, zu Bemühungen in der Sache anspornte. Aber schon bevor es in Kopenhagen zu wirklichen Versuchen kam, hatte der Pastor Thun in Ribegnen, der schon im Jahre 1751 mit der Rinderpestimpfung experimentiert hatte, nun im Jahre 1754 durch die Impfung seiner eigenen sechs Kinder die Variolation in seiner Gemeinde eingeführt. Ähnliche ländliche Impfungen sind dann auch von einem Medizinstudenten G. V. Barfoed mit der Zustimmung und Hilfe eines anderen Geistlichen in dessen Gemeinde bei Aalborg (Jütland) an einer großen Anzahl von Personen mit vorzüglichem Erfolge unternommen worden.

Die erste authentische, durch einen Arzt auf dänischem Gebiete ausgeführte Impfung wird dem Physikus Joh. Chr. Fabricius in Tondern, dem bekannten Entomologen, zugeschrieben (Juni 1754). Nach Kopenhagen hatte man mittlerweile den Impfarzt Argent aus London kommen lassen, zur Inokulation der Gräfin Bernstorff, die dann unter der Aufsicht von Berger und Wohlert im August 1754 stattfand. Trotz unangenehmer Komplikationen verlief der Fall gut, der Anstoß war gegeben, und weitere Impfungen folgten, hauptsächlich unter J. J. Bergers Leitung. Wohlert und Jensenius impften den Kronprinzen Christian (1760) und Berger mit Struensee den Prinzen Friedrich mit gutem Erfolge (1770).

Ein Impfhaus nach englischem Muster wurde schon 1755 in Kopenhagen gegründet[103]). Es kam unter die Leitung von Christ. Friis Rottbøll (1727—1797), einem geistig hervorragenden Manne, dessen Leistungen der dänischen Impfperiode einen gewissen Glanz verleihen. Durch ihn wird die vereinfachte Methodik eingeführt, was einen großen Fortschritt bedeutete; denn von Berger und die anderen benutzten die lange Vor- und Nachkur und tief eiternde Wunden, so daß z. B. noch im Jahre 1760 zu der „mit äußerster Vorsicht“ geleiteten Impfbehandlung des Kronprinzen 84 Tage benötigt wurden. Rottbøll war nach seiner Promovierung (1755) viel umhergereist, hatte Roederer in Göttingen besucht und besonders in Paris studiert, kam aber nicht nach England. Wo er die Impfung studiert hat, ist nicht recht klar. In Paris war er vor Ankunft Gattis (Winter 1758—59); er widmete sich daselbst hauptsächlich chirurgischen Fächern; von dort ging er über Lyon und Montpellier nach Italien. Es wäre interessant, hierüber Näheres zu erfahren; denn sein „Forsøg“ (Versuch), den er bald nach seiner Rückkehr in die Heimat (1761) veröffentlichte, enthält manche grundlegende Gedanken über die Impfung, die seiner Zeit weit vorauseilen. Ganz ähnlich wie Gatti wendet er sich gegen die Unvernunft der langwierigen „Präparation“, die tiefen Impfwunden und die diesem Verfahren unterliegenden Hypothesen. In der Empfehlung der zielbewußten Abschwächung geht er noch weiter wie Gatti. Er sieht eine Möglichkeit der Abschwächung des Giftes durch dessen Passage durch den Organismus. Seine Vorstellung über den Mechanismus der Abschwächung ist interessant; er glaubt, daß sie im Blute oder Serum vor sich gehe und zustande komme durch „eine Amalgamation des Virus und fetter Partikel (fede Partikler) im Blute“ (s. oben Lobb). Die Höhe des Fiebers ist ihm von der Virulenz des Impfstoffes abhängig, und Immunität kann eintreten ohne starke Allgemeinerscheinungen. Rottbøll wandte sich dann wie Ingen-Housz bald allgemeinen wissenschaftlichen Problemen mit Erfolg zu, zog sich auch schon 1771 von der Praxis zurück, so daß seine Verdienste um die Impflehre vergessen worden sind[104]).

Im Schleswig-Holsteinschen scheint die Impfung, namentlich auf dem Lande, sehr viel ausgeübt worden zu sein. Hier waren es besonders das Beispiel und die Schriften von P. G. Hensler, Callisen und Pfaff, die den Ansporn gaben. In des letzteren „Nordisches Archiv für die Natur- und Arzeneiwissenschaft“ finden sich seine Versuche zur Abschwächung des Impfstoffes, ein weiteres Beispiel, wie weit dieser Gedanke schon damals verfolgt wurde. Es war ja auch in dieser Gegend, wo schon sehr früh die Schutzkraft der Kuhpocken bekannt wurde (Plett, Nissen, der Henslers Nachfolger in Segeberg wurde)[105]).

Von Norwegen liegen nur wenige Berichte vor. Es wird viel von den Impfungen eines Chirurgen Wasmuth in Trondhjem erzählt. In Bergen waren es die Deutschen Büchner und Pape, die dort erfolgreich impften[106]).

Schweden[107]. Eine systematische öffentliche Gesundheitspflege entwickelte sich in diesem Lande schon recht früh, geleitet durch eine Ärzteschaft, die schon in dieser Zeit der Notwendigkeit, die Auffassung der Krankheitserscheinungen auf die Kenntnis der pathologischen Vorgänge im Organismus zu gründen, ein weit tieferes Verständnis entgegenbringt als die an Umfang reichere Literatur anderer Länder (Hjelt). Als dann die Impfung in der Mitte des Jahrhunderts — ein Dr. Hartmann in Åbo machte 1754 die erste Inokulation — Eingang fand, konnte sie sehr bald eine wichtige Stelle unter den anderen Maßnahmen für das allgemeine Wohl des

Volkes einnehmen, wodurch ihr eine weit verbreitete und nutzbringende Entwicklung ermöglicht war. Zu diesem guten Erfolge und zur Überwindung der ersten Hindernisse trug auch wesentlich bei die harmonische Zusammenarbeit der politischen und intellektuellen Leiter in Stockholm und Upsala.

Der König Adolf Friedrich oder vielmehr die mächtige Adelspartei befürwortete schon 1756 die Impfung. Regelmäßige Impfungen in den öffentlichen Schulen wurden angeordnet und ausgeführt (Baron Scheffer berichtet darüber an de la Condamine), es kam auch zu sehr zahlreichen Impfungen in verschiedenen Landbezirken und zur Gründung von Impfspitälern in den Städten. Die ärztlichen Leiter dieser Bewegung waren die bedeutenden Schüler von Linné und Rosén: Bergius (1730—1790) und David Schultz (1732 bis 1823), denen sich ihr in Göttingen tätiger Landsmann J. A. Murray (1740—1797) in literarischer Mitarbeit zugesellte. Schultz hatte ein ganzes Jahr in London zugebracht, um dort im Inokulationsspitale unter Archer die Impfung gründlich zu studieren. Er erwarb sich gleich nach seiner Rückkehr das allgemeine Vertrauen als geschickter Impfarzt, und es gelang ihm, durch Anregung anderer der Impfmethode weite Verbreitung zu verschaffen. Schon 1756 hatte er die Gründung von Impfhäusern vorgeschlagen; seine Pläne wurden in verschiedenen Städten verwirklicht. Die schwedische Impfbewegung erreichte dann einen Grad, der nur von der englischen übertroffen wurde.

Zu diesem Erfolge trug jedenfalls der von Upsala ausgehende intellektuelle Antrieb viel bei. Die dortige Universität erfreute sich gerade damals ihres höchsten Glanzes. Der hochangesehene Archiater Nils Rosén (1706—1773), einer der erfahrensten und gelehrtesten Ärzte seiner Zeit, ließ nicht nur seine ganze Familie impfen (1757), sondern bemühte sich auch, seine vielen Patienten, Schüler und Kollegen mit der Methode bekanntzumachen und ihre Vorteile in leichtfaßlichen, populären Aufsätzen einem weiteren Publikum eindringlich vor Augen zu führen. Aber auch sein noch berühmterer Kollege Linné, an den man gewöhnlich nur als bahnbrechenden Naturforscher denkt, unterstützte die Sache als Arzt und Hygieniker. Er sah klar voraus, daß „lebende Ursachen“ die ansteckenden Krankheiten bedingten, und hoffte, daß es künftiger genauer Forschung gelingen werde, dieselben zu entdecken und zu beschreiben. Fast hundert Jahre ist er Henle mit dieser Anschauung voraus und läßt ihr in verschiedenen Arbeiten Ausdruck und Vertiefung angedeihen (De lepra 1765, Mundus invisibilis 1767, de varia febrium intermittentium curatione 1771). Kälte zerstört, Wärme vermehrt den Krankheitsstoff; das spricht ihm besonders für dessen parasitäre Natur. Die Vermehrungsfähigkeit des Pockenstoffes im Körper ist ihm erwiesen durch die Unabhängigkeit des durch die Impfung gesetzten Effektes von der größeren oder kleineren Menge des verwandten Impfstoffes (De lepra)[108]). Die auf solchen ätiologischen Grundanschauungen fußende Gesundheitslehre, für welche Linné immer eine besondere Vorliebe hegte, und für welche er durch ein hervorragendes Darstellungstalent das Interesse seiner vielen Zuhörer zu gewinnen verstand, bezeichnet Linnés Anteil an der Förderung der Variolation in Schweden.

Rußland. Unsere Kenntnisse der Variolation in diesem Lande fußen hauptsächlich auf den zeitgenössischen Berichten darüber in den Werken des Pastors J. Christian Grot (1781) und von Dimsdale (1776 und 1781), die in dem schon erwähnten russischen Werke von Dr. Wladislav Hubert mit weiteren Dokumenten zusammengestellt worden sind[109]). Aus diesen Schriften ergibt sich, daß die Variolation von den sechziger Jahren des 18. Jahrhunderts an in Rußland eine ziemliche Verbreitung gefunden hat, speziell durch Personen deutscher Abkunft. Von den siebziger Jahren an breitete sie sich dann auch in Sibirien ganz besonders aus.

Es ist besonders Grot, der sich um die Popularisierung und Geschichtsschreibung der Variolation in Rußland die größten Verdienste erworben hat. Er begann seine Propaganda in den fünfziger Jahren in Livland und Estland, hauptsächlich unter der deutschen Bevölkerung, und setzte sie in St. Petersburg, nach seiner Berufung dorthin, eifrigst fort (1770). Bis zum Jahre 1779 hat er sehr viele und, wie es scheint, genaue Daten über die Anzahl der im ganzen russischen Reiche ausgeführten Impfungen gesammelt und nach verschiedenen Gesichtspunkten geordnet in Tabellen aufgeführt. Von ihm erfahren wir, daß die ersten Impfungen in Livland durch Dr. Schulenius ausgeführt wurden; bis 1768 soll er 1023 Impfungen nach der älteren Methode vollzogen haben. Ein anderer Pastor, Eisen aus Thorn, dessen Kinder Schulenius geimpft hatte, erlernte später selbst das Impfen von diesem Arzte und durch die Lektüre von Gattischen Schriften. Er begann dann, unterstützt durch Grot, einen systematischen Impffeldzug, wobei von ihm im Impfen unterrichtete Laien, seine Küster, Gärtner und Bauern, helfen mußten. Später etablierte er sogar eine Art Inokulationsschule, worin er Müttern die Impftechnik beibrachte, um sie dann selbst ihre Kinder impfen zu lassen. Der Erfolg soll ein sehr günstiger gewesen sein, genaue Berichte hierüber, sowie über die Anzahl der Impfungen liegen jedoch nicht vor. Daß die Sache aber fortgesetzt worden ist, geht hervor aus dem Berichte des Dr. Otto Huhn, der in seiner eigenen Praxis noch 1799 viele dieser Impfungen auf dem Lande beobachten konnte.

In St. Petersburg fing man erst 1755 an, die Variolation in den Journalen zu erörtern und die Einführung derselben zu erwägen.

Auch von ärztlicher Seite wurde ihr, auf Grund der Erfahrungen in Livland, einiges Interesse entgegengebracht. Zu nennen wären hier die Ärzte Asch, Peken, Taubert und Enisch. Der letztere soll sogar schon 1758 in St. Petersburg geimpft haben und zu ungefähr der gleichen Zeit der englische Hofchirurge Kirkton. Aber erst mit dem Jahre 1768 kommt die Sache wirklich in Gang. Im Frühjahr dieses Jahres kam ein englischer Inokulator, Rodgerson, zu Impfungen in adeligen Familien; weit wichtiger war die Ankunft Dimsdales und seines Sohnes gegen Ende des Jahres. Die Kaiserin Katharina II. hatte die Einführung der Variolation schon seit einiger Zeit geplant, angeregt wahrscheinlich durch Voltaire und wohl auch auf die vertrauliche Meldung vom Wiener Hofe hin, daß Maria Theresia nach ihrer Erkrankung Pockennarben auf dem Gesichte zurückbehalten hatte. Dimsdales Name war gerade damals durch seine Adoption der Suttonschen Methode überall genannt[110]). In seinem Wohnorte Hertford und Umgebung, sowie auch in London war er ein vielgesuchter und beschäftigter Impfarzt. Als die Berufung nach St. Petersburg „zur Einführung der Impfung in Rußland" ihn erreichte, sagte er erst zu, nachdem ihm die Aussicht eröffnet worden war, daß auch die Kaiserin sich von ihm würde impfen lassen. Es war eine heikle, riskante Mission, die er mit Takt und Geschick, aber auch mit sehr großem finanziellen Gewinn, absolvierte. Die Impfung der Kaiserin kam schon im Oktober (1768) zustande und die des Großherzogs Paul folgte am 1. November. In beiden Fällen dauerte die Impfkrankheit kaum 20 Tage und verlief ohne unangenehme Zwischenfälle[111]). Die Kaiserin soll sich bei dieser Gelegenheit nicht nur durch persönlichen Mut und Selbstlosigkeit, sondern auch durch große politische Weisheit ausgezeichnet haben. Jedenfalls trat sie sehr effektiv einem geläufigen Aberglauben und Vorurteil dadurch entgegen, daß sie darauf drang, daß andere von ihr selbst abgeimpft würden, was im Glauben des Volkes unbedingt den Tod des Impfspenders zur Folge haben müßte. Aber sie bemühte sich auch weiterhin, ihre Umgebung für die Impfung günstig zu stimmen, so namentlich die Adeligen dazu zu bestimmen, die auf ihren Gütern beschäftigten Leibeigenen impfen zu lassen, was dann auch namentlich Orloff in größerem Maßstabe tun ließ.

Schon vor der Impfung der Kaiserin wurde in dem zu diesem Zwecke angekauften Hause des Barons Wolf ein Inokulationsspital errichtet. Hier machte der junge Dimsdale die ersten Impfungen an Kadetten. Später leiteten diese Anstalt die Ärzte Schulenius und Strenge. Diese beiden, sowie Bacheracht, Kelchen und Enisch, hatten dann bald eine ausgedehnte Impftätigkeit in verschiedenen Petersburger Anstalten. Zwei weitere Impfspitäler wurden 1781 in Petersburg eröffnet, bei Gelegenheit von Dimsdales zweitem Besuche zur Impfung des Großfürsten Konstantin.

Auch in Moskau brachte Dimsdale die Impfung zur allgegemeineren Anwendung. Er ging dorthin auf speziellen Wunsch der Kaiserin, um die dortigen Adeligen zu impfen. Interessant ist es, daß er dazu den Impfstoff von Petersburg mitnahm, und zwar mitsamt dem Impfling. Auch hier veranlaßte er die Einrichtung eines Impfspitals. Viel später, im Jahre 1798, während der Regierung Pauls, kam es dann noch zur Gründung eines weiteren Inokulationsspitals durch die Kaiserin Maria Federowna. Dimsdale kehrte von hier aus direkt nach England zurück[112]). In Moskau waren aber noch andere Ärzte in der Impfsache tätig, so Ch. de Mertens, der die Impfung unter Ingen-Housz in Wien gesehen hatte, und dann auch die schon erwähnten Dr. Enisch und der Pastor Eisen (1778—1780). In Kijew impfte Dr. Asch als Militärarzt 1768 und unterwies andere, die dann das Verfahren in der Ukraine verbreiteten. Auch in Kijew wurde ein Spital eingerichtet.

Die große Verbreitung, welche die Variolation in Sibirien erfahren hat, ist besonders interessant. Schon Grot konnte im Jahre 1779 von 15 380 sibirischen Impfungen berichten. Die ersten bedeutenderen Versuche datieren vom Jahre 1771, obgleich sie schon 1755 durch den Staatsrat G. F. Müller angeregt worden waren. Im gleichen Jahre berichtete der Reisende Pallas, daß er in Ostsibirien, zwischen Tulun und Irkutsk, viele Kinder mit Impfnarben an den Armen angetroffen habe, und daß er das gleiche sogar in Jakutsk beobachten konnte, sogar unter den mongolischen Stämmen, den Burjäten. Auch hier werden Inokulationsspitäler eingerichtet, eines in Tomsk (1763), ein weiteres in Irkutsk (1773). Die Namen Brill, Irman und Kratsch werden als die der beschäftigtsten Inokulatoren genannt. Nach Hubert soll in Sibirien, besonders nach Überwindung gewisser abergläubischer Vorurteile, der Impfung kein Widerstand entgegengesetzt worden sein, wie auch später die Vakzination leicht Eingang fand.

Das Märchen, nach dem die Variolation zu enormen Verlusten durch Verbreitung der Pocken geführt haben soll, blickt in der mir zugänglichen russischen Literatur nirgends durch. In England wurde es damals viel erzählt und ist auch in der modernen Literatur wiederholt worden. Jedenfalls wäre es sehr erwünscht, Näheres über diese sibirischen Massenimpfungen ausfindig zu machen. Tomsk, das wahrscheinlich mehr Material über die gesamte Impfgeschichte besitzt wie irgendeine Stadt der Welt, könnte da interessante Beiträge liefern. Wir haben uns noch nicht daran gewöhnt, in dieser Richtung nach Material zu forschen[113]).

Italien. Auch dieses Land besitzt noch keine zusammenhängende geschichtliche Darstellung der Variolation. Die dortige zeitgenössische Literatur zeichnet sich durch einige vortreffliche Beiträge aus, deren eingehenderes Studium sich in mancher Richtung verlohnen dürfte. Einen Anlauf hierzu machen zwei sehr lesenswerte Arbeiten von Corsini und Gianni, die sich mit Einzelheiten aus der Variolationsgeschichte von Florenz und Lucca beschäftigen. Ich kann hier natürlich nur die weiten Umrisse der Allgemeingeschichte andeuten[114]).

Der in Venedig als Arzt ansässige Grieche Anton Pilarini war 57 Jahre alt, als er seine berühmt gewordene Schrift „nova et tuta variolas excitandi per transplantationem methodus, nuper inventa et in usum tracta, qua rite peracta immunia in postèrum praeservantur ab hujusmodi contagio corpora", 1715 herausgab. Es war die Arbeit eines intelligenten Bibliophilen, der auf weiten Reisen die Variolation wohl mehr zu beobachten als auszuüben Gelegenheit gehabt hat. In der leichtlebigen Stadt Goldonis konnte diese Schrift weniger Eindruck machen als wie sie es tatsächlich an der Themse und bei den deutschen Eruditi machte. In Pilarinis Todesjahre (1718) scheint es aber doch in Italien zu Versuchen gekommen zu sein. Wenigstens bestätigen zwei Augenzeugen aus dem Hofstaate des Francesco Farnese (Ponticelli und der Arzt Caudagua) die Versuche eines Dr. Maggi in Parma. Die nächsten Spuren finden wir in einer Schrift des Dr. Morando Morandi von Finale in Modena, allerdings erst 1753 von ihm in Ancona veröffentlicht (della cura del vaiuolo con la chinacchina e col bagno tepido), in welcher er angibt, daß er, durch die Lektüre der Schrift von Pilarini, im Jahre 1715 „fui mosso e spinto a doverne fare, senza levar, a rumore il vicinato, e in bel modo, la prova", was etwas vag klingt. Aber 1722 hat er dann, sagt er genauer, 10 kleine Mädchen mit bestem Erfolge geimpft. Da zur Zeit, als Morandi sein Buch verfaßte, so gut wie nichts über die Variolation andrerorts in Italien verlautete, verdient seine Aussage ein gewisses Vertrauen. Obgleich an sich irrelevant, erwähne ich diese Frühimpfungen, da ich sie nirgends anders verzeichnet finde. Hierher gehörig ist auch die Nachricht über die Sitte des Pockenkaufens in der Lombardei, die der berühmte Schüler Malpighis, Antonio Vallisnieri, an Sir Hans Sloane im Jahre 1726 sandte. Interessant ist, daß hier nicht die Pockenkrusten verkauft wurden, sondern der Eiter, welcher dann auf eine mit einem Taschenmesser wundgeschabte Hautfläche gebracht wurde, also ein wirkliches Impfen. Erwähnt sei noch, daß der Maitlandsche „account", in einem Exemplar von Jurin an Thomas Derham in Florenz gesandt, von diesem im toskanischen Idiom herausgegeben wurde (1725). Hiernach kommt es zu einem fast vollständigen Stillschweigen über die Variolation während der nächsten 30 Jahre.

Wieder ist es auch hier eine Frau, die aus eigenem Antrieb die Impfung zu allgemeiner Kenntnis und Aufnahme brachte. Als eine schwere Pockenepidemie in Rom wütete, entschloß sich die Marchesa Bufalini, auf ihrem Landgute, das an der von Rom nach dem Norden ziehenden Hauptstraße in Cesano lag (nicht in dem am adriatischen Meere liegenden Cesena, wie Andreucci angibt), ihre Familie und Untergebenen vor der Seuche mittels der Impfung zu schützen. De la Condamine, der im nächsten Jahre (1755) Rom besuchte, sagt, daß die Marchesa die Impfungen selbst ausgeführt habe. Gewöhnlich wird der Beginn ernstlicher Bemühungen mit dieser Reise de la Condamines in ursächlichen Zusammenhang gebracht. Es ist dies nicht ganz richtig, denn schon vor seiner Ankunft haben englische Kaufleute in Livorno ihre Kinder impfen lassen. Auch entwickelte sich in der Gegend von Monterchi im oberen Tibertale eine ganz von de la Condamine unabhängige bedeutende Impftätigkeit. Die Einzelheiten derselben wären noch festzustellen. Jedenfalls hat in dieser, dem Kirchenstaat zugehörigen Landschaft, zuerst in Citerna und dann in Citá di Castello, ein Arzt Domenico Peverini ziemlich früh, jedenfalls vor 1755, angefangen, in größerem Maßstabe zu impfen. Peverini zog im Jahre 1755 nach Siena, hinterließ aber in seiner engeren Heimat verschiedene Zeugen und Nachfolger, die dann über Peverinis wie ihre eigene Tätigkeit auf diesem Gebiete berichtet haben. So hört man z. B. von Pierotti (Citerna), von Evangelisti und Feretti (Terra di Monterchi), von Gamucci (Borgo San Sepolcro), von Presciani (Arezzo), von Lunadei (Urbino). Es ist bemerkenswert, daß Peverini und seine Mitarbeiter sich schon damals einer vereinfachten Methodik bedient zu haben scheinen. Caluri, der mit Peverini in Siena impfte, beschreibt in einem bei Corsini wiedergegebenen Brief diese Methode. Er empfiehlt den „leggierissimo taglio“ von einer Länge von 3 Linien (Pariser Zoll), was immerhin mehr ist als der von Peverini erwähnte Einstich mit einer Nadel.

Die Impfung in Florenz war hingegen sicherlich von de la Condamine direkt inspiriert worden. Bei seiner Durchreise hielt er sich hier auf und beeinflußte den Minister der Regentschaft, Grafen de Richecourt, der sich dann der Sache annimmt, so daß es im folgenden Herbst (1756) zu Versuchen an einigen Kindern durch Targione-Tozzetti kommt, und zwar in dem, durch die schönen, auch medizinhistorisch interessanten, „bambini“ della Robbias bekannten, Spedale degli Innocenti. Die erfahrenen Ärzte von Siena wurden aber vorher konsultiert (s. bei Corsini den Brief des Dr. Leone Pagliai); denn hier hatte sich die Inokulation unter den Auspizien der Akademie schon früher einer ausgedehnteren Pflege erfreut. Ebenso haben wir aus den benachbarten Orten Nachrichten hierüber, so von Lucca (Paoli, Gandini, Pizzorno), von Livorno (Cei), S. Piero in Bagno (Fantini) und Prato (Turacchi). Merkwürdig ist es, daß über Impfungen in Pisa sich nichts ausfindig machen läßt. Wie erwähnt, war hier Gatti als Professor der medizinischen Fakultät, bevor er gegen das Ende des Jahres 1759 seinen Impfzug nach Paris antrat. Sicherlich hatte er Gelegenheit, die Peverinische Impfmethode und Impfungen überhaupt in Livorno, Siena und auch in Florenz, wo er öfter war, zu sehen und auch selbst auszuüben, aber es ist doch eigentümlich, daß er keine Spuren seiner Tätigkeit zurückgelassen hat, denn in Paris taucht er kurze Zeit nach seiner Abreise von Pisa als geschickter und verläßlicher Inokulator auf[115]).

In den folgenden Jahren sind einige interessante Fortschritte in der Impfpraxis in Florenz zu verzeichnen, obgleich S. Manetti 1761 schreibt, daß trotz vieler Diskussion der Sache wirkliche Versuche mit der Impfung „eccesivamente scarso" geblieben seien, d. h. während sechs Jahre nur 15 Impfungen. Er teilt aber mit, daß öffentliche Impfungen, „spese del pubblico o del Principe", angeordnet seien. Diese fanden wirklich auch unter Targione-Tozzetti und Martini im Jahre 1762 an 12 Knaben statt; unter Manetti und Vannucci im folgenden Jahre an 6 Mädchen. Die Impfungen wurden im Spedale S. Matteo an der Piazza S. Marco[116]) vorgenommen, nach vorheriger Ankündigung durch den Kanzler auf gedruckten Flugblättern. Nach 1763 wurden diese Impfungen nicht mehr fortgeführt. Ein von Corsini gefundener Brief Targionis, an die Regierung gerichtet, sagt, daß er nicht mehr Zeit fände, die Besuche bei den Impflingen zu machen. In einem anderen an den Kaiser Franz gerichteten Schreiben petitionieren 14 Medizinstudenten aus dem Spedale S. Maria Nuova (Niels Stensens früheres Arbeitsfeld), daß man ihnen den verweigerten Zutritt zu den Impfungen in S. Matteo gestatten möge. Diese Zeit scheint eine besonders ungünstige für eine gute Entwicklung der Impfpraxis in Florenz gewesen zu sein, denn trotz der eingehenden Schriften von Targioni und Manetti, sowie der warmen Fürsprache dreier toskanischer Geistlicher ist kein bedeutender Fortschritt bemerkbar.

Im übrigen Italien kommt es zu verschiedenen Versuchen. Bicetti di Buttinoni berichtet über solche in Trevi bei Mailand (1765), N. Battini wirkt in Lerici bei Spezia und in Genua[117]) dafür (Calvi). In Venedig ordnet der Senat durch ein Dekret vom

September 1768 Versuche durch Visentini und Paitoni an und läßt die Resultate, zugleich mit einer Übersetzung des letzten Werkes von Gatti, veröffentlichen. Dieser Bericht zeichnet sich durch eine Reihe sehr gut beobachteter Fälle aus. In Padua[118]) nimmt sich der berühmte Kliniker Caldani (1768) der Impfung an, während im nahen Brescia der Mediziner Graf Roncalli Parolino schon seit einiger Zeit (1758) seine tendenziösen Schriften gegen die Inokulation in die Welt hinaussendet, ein Echo von de Haen, das der gewissenhafte Tissot gleich mit einem langen Brief beantwortet.

Aus den späteren Jahren bis zu den großartigen Leistungen eines Sacco in der Vakzination, habe ich keine bemerkenswerten Nachrichten über Variolationen in Italien auffinden können. Es bleibt nur noch der Invasionen zu gedenken, die fremde Inokulatoren in das italienische Gebiet gemacht haben. Tronchin wurde 1764 an den bourbonischen Hof von Parma zur Impfung des Prinzen Ferdinand berufen. Geld, Ehren, Festlichkeiten, eine Gedenkmünze und ein Lobgesang waren ihm dafür beschieden, und auf dem Rückwege nach Genf hatte er noch Gelegenheit, verschiedene hohe Impfungen in Turin vorzunehmen. Wie schon erwähnt, kam auch Ingen-Housz zweimal zum gleichen Zwecke nach Italien. Im Jahre 1769 finden wir ihn im Palazzo Pitti in Florenz damit beschäftigt, den Granduca Pietro Leopoldo von Toscana (besser bekannt als Kaiser Leopold II., 1790—1792) zu impfen. Im Jahre 1772 ist er wieder da; diesmal gilt es den großherzoglichen Kindern Franz (später Franz II.) und Anna Maria. Der größte der Impftheoretiker, Tissot, erscheint auch in Italien, um den Lehrstuhl der Medizin in Pavia, den Borsieri di Kanifeld ihm überlassen hat, für den großen Johann Peter Frank warmzuhalten. Von seiner Impftätigkeit in Italien haben wir nur die leisesten Andeutungen.

Man wird sich natürlich fragen, was aus dem so vielversprechenden Italiener Gatti geworden ist. Sein Biograph Andreani[119]) ruft trostlos aus, als er beim Jahre 1769 seines Lebenslaufes angelangt ist: inutili mi sono riuscite le richerche. Vanucci findet in einer anderen Biographie Gattis im Giornale letterario von Neapel des Jahres 1798 die Inschrift auf Gattis Grabstein ohne Angabe des Ortes, wo er steht, wie folgt verzeichnet:

Angelo Gatti
Variolarum Inoculationis
Patrono Diligentissimo
Amico Optimo
I. A. T.

Und Prof. Fedeli schreibt: „ritornò modestamente in Toscana circa il 1776 e vi rimasse fino al 78", in welchem Jahre er an den Hof von Neapel zu Impfungen berufen wurde, und dort am 18. Januar 1798 starb. Dies ist auch wirklich das Datum seines Todes, es läßt aber viele Jahre unausgefüllt seit dem Sturze Choiseuls und Gattis Rückzug von Paris 1771. Aus den medizinischen Annalen ist er allerdings verschwunden, aber in den Briefen der Zeit kann man ihn noch verfolgen. Am Ende von 1771 zeigt der Abbé Galiani Madame d'Epinay Gattis Ankunft in Neapel an. Madame du Deffand, die ergebene Freundin von „Grandmaman" Herzogin von Choiseul und von Horace Walpole, schreibt empört an den letzteren, in Kopenhagen werfe man seine Ärzte, wie es sich gehöre, in den Kerker (Anspielung auf Struensee), während die „unsrigen" in der Welt herumliefen und ihre Patienten im Stiche ließen. „Gatti", sagt Galiani, „ist trübsinnig geworden über das kommende Schicksal seiner Freunde in Frankreich, er zittert im Gedanken an das, was kommen wird; er will nach Paris, um alle seine Freunde zu bereden, nach Neapel überzusiedeln." Im Mai 1772 ist Gatti wieder unterwegs, angeblich nach Paris oder vielmehr Chanteloup zu den exilierten Choiseuls; er bleibt aber in seinem Heimatsort Ronta stecken. Galiani, der ihn entschuldigen will, schreibt (27. Juni 1772): „Seine Anhänglichkeit für sein Dorf und die Trägheit ist unbegreiflich." Auch warte er auf Ingen-Housz, um ihm bei den großherzoglichen Impfungen zu helfen. Außerdem arbeite er auf dem Felde im Schweiße seines Angesichtes, auch sei er wieder traurig geworden, aber vollkommen zufrieden, was gut zusammenginge, meint Galiani (17. April 1773). Und so geht es im Laufe der Jahre weiter, die große Welt hört nichts mehr von dem, der einmal in aller Munde war. Nur im Jahre 1777 erscheint die Nachricht, daß er, vom Hofe in Neapel zu Impfungen berufen, dort anlangt und bis an sein Lebensende (1798) bleibt.

Dies ist der Mann, dessen Bedeutung für die Medizin und die Variolation Bohn so hoch einschätzt, daß er bedauernd einen ähnlichen Einfluß in der Vakzinationsgeschichte vermißt. Wenn ich mich auch nicht Bohns Enthusiasmus für Gattis Persönlichkeit bedingungslos anschließen kann, so schien es mir doch zweckdienlich, einige Einzelheiten aus seinem Leben hervorzuheben; denn in einem gewissen Sinne verkörpert er diese kulturelle Phase seines Jahrhunderts besser als mancher andere, so daß diese durch ihn mit ihren Mängeln und Vorzügen unserem Verstehen näher gebracht wird. Auch er war, um mit Lange zu sprechen, „keine Entdeckungsmaschine, sondern ein Mensch, in welchem alle Seiten des menschlichen Wesens in unzertrennlicher Einheit wirken".

Überblicken wir nun zum Schlusse zusammenfassend die allgemeinen Ergebnisse der geschichtlichen Betrachtung der Variolationsperiode, so fällt vor allem auf die intensive und extensive Aufmerksamkeit, die diesem Schutzverfahren allerseits und andauernd entgegengebracht wurde und die unserer Erinnerung fast gänzlich entfallen ist, obgleich ähnliche Probleme uns noch jetzt beschäftigen. Vielleicht ist auch die Einsicht nicht bedeutungslos, daß der grundlegende Gedanke und die erste Anwendung dieses Verfahrens nicht den Köpfen von Schulmedizinern entsprang, daß auch dessen wesentlichste Verbesserung außerhalb der Zunft stattfand. Ist es nötig, etwas Mystisches zu sehen in der intuitiv antizipierenden Vernunft des Volkes, ist die Tatsache nicht vielmehr ein Hinweis auf Mängel in unserer Schulung und ganzen Art der Erziehung? Liegt der Kern der Sache nicht eher hier als in der vielbeklagten Überspezialisierung, die ja unvermeidbar ist?

Aber das große Experiment der Variolation hat auch konkrete Ergebnisse gezeitigt, die wir gewohnt sind als Produkt modernsten Scharfsinns in der Experimentalforschung anzusehen. Wir haben gesehen, wie zielbewußt eine günstige Beeinflussung des Krankheitsverlaufes schon damals erstrebt wurde, und zwar erstens auf dem uns jetzt noch geläufigsten Wege durch Einwirkung auf den Krankheitserreger vermittelst chemischer Mittel, Hitze, Kälte, Licht, verschiedener Dosierung, Trocknen, Faulen, Altern und selbst Passage durch verschiedene Organismen, dann zweitens durch uns jetzt vielleicht mit Unrecht weniger interessierende Maßnahmen, durch Einwirkung auf den zu impfenden Körper selbst vermittelst der verschiedenartigen „Präparation", der Art der Impfoperation, durch Stich, Schnitt, Blasenziehung, Einreibung usw., Rücksichtnahme auf das Alter und die geistige Beeinflussung des Impflings, auf die Jahreszeit und das Klima. Aber auch in bezug auf die Ätiologie, Symptomatologie und Epidemiologie der Pocken findet sich manch wertvoller, auch jetzt noch beachtenswerter Beitrag in der reichen Literatur dieser Periode.

Von Pirquet erklärt sich das mangelnde Interesse, das zu einer Nutzbarmachung der sich aus der Beobachtung des Pockenprozesses ergebenden Fundamentaltatsachen führen könnte, daraus, daß der Erreger der Krankheit noch unbekannt geblieben ist, und daß der Forscher sich überhaupt nicht mehr mit der Impfung abgibt. Sagt er doch sehr richtig: „Heute kennen wir die Blattern kaum vom Hörensagen. Der schützende Effekt der Vakzine ist zu einem Glaubenssatze geworden, den der Arzt aus Tradition verteidigt; er übt die Impfung und die Nachschau wie eine rituelle Handlung aus, bei der man sich nichts mehr denkt". Er hat gezeigt, wieviel da noch zu denken und zu finden ist; das Studium der Variolation bietet sicher ganz ähnliche Möglichkeiten.

Ouchy, den 17. März 1914.

Anmerkungen.

Eine Liste von Schriften über die Variolation in alphabetischer Ordnung nach Autoren geordnet als zeitgenössische, amerikanische und moderne Literatur ist als Anhang meiner englischen Arbeit erschienen. Diese hat als Grundlage für den vorliegenden Beitrag gedient (cf. A. C. Klebs, The historical evolution of variolation, Johns Hopkins Hospital Bull. 1913, (XXIV), 69. Reprint 1—67). Sie enthält gegen 600 Nummern. Ich habe aber seitdem mehr als die doppelte Anzahl sammeln können. A. C. K.

---

[1]) W. T. Councilman, W. R. Brinkerhoff u. E. E. Tyzzer. Studies upon variola and vaccinia in quadrumana. In: Studies Rockefeller Inst. med. research, New York, 1905, v, 213. Councilman sagt S. 222: The most important contribution which could at present be made would be the discovery of an animal susceptible to infection by exposure to variola vera. Die beiden anderen Autoren sagen S. 230: We believe that notable increase in our knowledge of small pox waits on the finding of an experimental animal in which variola vera can be produced. Auf S. 359 wird das gleiche wiederholt mit dem Zusatz: under the same conditions which produce the disease in man. In der Arbeit wird über 72 Versuche an Affen berichtet.

[2]) C. von Pirquet. Klinische Studien über Vakzination und vakzinale Allergie. Leipzig, Deuticke, 1907.

[3]) Sir George Baker. An inquiry into the merits of a method of inoculating the small-pox, which is now practised in several counties of England. 1. u. 2. ed. London 1766. (Deutsch: Leipzig 1767.)

[4]) M. Neuburger. Die Vorgeschichte der antitoxischen Therapie der akuten Infektionskrankheiten. Stuttgart, Enke, 1901. S. 5.

[5]) M. Neuburger in der glänzend geschriebenen Einleitung zu seinem und Pagel's Handbuch der Geschichte der Medizin (Jena, Fischer, 1903) Band 2. S. 35.

[6]) H. Grube. De transplantatione morborum. Hamburg 1674.

[7]) Creighton. History of epidemics in Britain. Cambridge 1894. Vol. 2, S. 475.

[8]) Zitiert aus dem russischen Werke von Wladislav Hubert, s. unten Anm. 109.

[9]) G. L. Kittredge. Some lost works of Cotton Mather. In Proc. Mass. Hist. Soc. Cambridge, Mass. 1912, xlv, 418—479. (Besprochen in Mitteilungen, Geschichte d. Med. usw. Leipzig 1913, xii, 354.)

[10]) H. Gros. La Variolisation. In Janus, Amsterdam 1902, vii, 169—174. Über moderne Variolationen in Afrika gibt es eine ziemlich große Literatur, die aber nicht wesentlich von dem Bericht von Gros verschieden sind. Zu nennen wären: Hervieux, Variolisation ancienne et moderne. In Bull. Acad. de Méd., Paris 1895; 1901; 1902. — Jouanne, Inoculation de la variole chez les indigènes. Alger méd. 1879. — L. Un point de l'histoire de la variolisation. Rev. méd. de l'Afrique du Nord, Alger 1901. — Prengrueber, Inoculation (etc.) chez les indigènes. Alger méd. 1876. — H. A. Spencer, Inoculation of small-pox among the natives. Transvaal m. J., Johannesburg 1910.

[11]) S. unten Anm. 109.

[12]) d'Entrecolles. Lettres édif. et cur. des mission. 1726, xx, 34.

[13]) J. Z. Holwell. An account of the manner of inoculating for the smallpox in the East Indies (etc). London 1767.

[14]) Sonnerat. Voyage aux Indes Orientales et à la Chine (1774—1781). 4 vols. Paris, 1806.

[15]) Moore. The history of the small pox. London 1815.

[16]) G. H. Fink. Small pox inoculation in India. Jour. Trop. M. Lond. 1905. T. H. Hendley. Das gleiche. In Brit. med. Jour. London 1905.

[17]) Orth. Bemerkungen über das Alter der Pockenkenntnis in Indien und China. In Janus, Harlem 1900, v, 391; 452. — J. Jolly, ibid. S. 577.

[18]) Besenbruch. Zur Epidemiologie der Pocken in Nordchina. In Arch. für Schiff- u. Tropenhyg. Leipzig 1912, xvi, 48—53.

[19]) Laufer (Berthold). The introduction of vaccination into the Far East. In Open Court, Chicago 1911. S. 524.

[20]) von Zaremba. In Janus, 1904, ix, 205.

[21]) Laufer (Heinrich). Beiträge zur Kenntnis der tibetischen Medizin. 2 Teile. Berlin 1900, i, 31. S. auch zur Variolation in China: Cantlie, in Brit. m. Journ., London 1889, ii, 761. In Japan: Safuji. In: Iji Shimpo, Tokio 1899, S. 147—159.

[22]) Creighton. l. c. Anm. 7. S. 473, Fußnote.

[23]) Da Karl XII. mit Konstantinopel und Timoni in Verbindung war, hat er, oder vielmehr seine Ärzte, nicht die Variolation in Bessarabien selbst, wie vermutet werden könnte, kennen gelernt. Für Näheres siehe V. Djurberg. Ur koppympningens historia. In Hygiea, Stockholm 1910.

[24]) Philosoph. Transact., London 1714, Art. V., No. 339.

[25]) P. Kennedy. An essay on external remedies. London 1715, Chapt. 37.

[26]) s. unten Italien, S. 58.

[27]) J. Th. Eller. Observationes de cognoscendis et curandis morbis praesertim acutis. Regiomont. u. Lips. 1762, pag. 150. Eller reiste in Gesellschaft von Lord Peterborough von Paris nach England, verweilte dort einige Zeit und kehrte dann im Januar 1721 nach Anhalt zurück.

[28]) Die Pflege der Variolation scheint in dieser Familie eine Tradition geblieben zu sein. Im Jahre 1787 bemüht sich der Sohn von Lady Bute, der Rev. William Stuart, für deren Verbreitung in Luton, Bedfordshire.

[29]) M. E. Boretius (1694—1738). Observationum exoticarum specimen primum (etc). Regiomonti 1722; auch in Haller. Disp. ad morb. Lausannae 1758, v, 671—682.

[30]) Reginald H. Fitz. Zabdiel Boylston, inoculator (etc.). In: Johns Hopkins Hosp. Bull., Balt. 1911, xxii, 315—327, sowie auch derselbe in: Boston med. & surg. Jour., 1912, clxvi, 356.

[31]) siehe l. c. Anm. 9.

[32]) Die wenig aseptische Art der Aufbewahrung getrockneten Impfstoffes muß hierzu auch beigetragen haben. Sie kam aber erst später in Aufnahme. Das Trocknen des Eiters auf Fäden war besonders beliebt, man verwandte Baumwolle, Wolle, Seide, auch Stücke von Leinwand. Tissot bewahrte seine Fäden zwischen den Blättern eines Buches auf. Dann wurde der Eiter auch manchmal auf Glasplatten getrocknet. Struve verschloß die Fäden sogar in zugeschmolzenen Kapillarröhrchen. Schultz fand die Virulenz der Fäden erhalten nach 2 Monaten, Butini nach 4, Pott am St. Bartholomew Hospital sogar 8 Monate lang. Die Versuche in Manila (s. Anm. 1) l. c. S. 353 zeigten den Pockenstoff weniger resistent gegen Eintrocknung als die Vakzine; nach 2 Wochen (Zimmertemperatur) gab er keine Impfreaktion mehr.

[33]) Der Brief von Cotton Mather an Woodward, der diesen Bericht enthält (10. März 1721/22), existiert in einer zeitgenössischen Kopie, welche Kittredge (s. l. c. Anm. 9, S. 476) im British Museum (Sloane MS. 3324, fol. 260) gefunden hat. Er enthält manches Interessante. Der Bericht über die Impfresultate hatten den von ihm kaum erwarteten Erfolg, in der gesamten europäischen Literatur als bester Beweis für die Gefährlichkeit der Inokulation

zitiert zu werden. Es finden sich auch Angaben darin über Pockeninfektion von Tieren, Katzen und Geflügel, während der Epidemie.

[34]) Die Geschichte der Variolation in Amerika ist noch nicht in zusammenhängender Form erschienen. Die oben erwähnten Arbeiten von Fitz und Kittredge, ferner die unten (Anm. 55) zitierten von H. Lee Smith, Toner u. a. legen es nahe, daß darüber interessantes Material vorliegt.

[35]) Über die Lebensverhältnisse John Kirkpatricks (gest. London 1770) ist es mir nicht gelungen Näheres ausfindig zu machen, obgleich er in seiner Zeit einen recht großen Ruf hatte. K. war, außer als Impfarzt, als Schriftsteller tätig. So finde ich ein Gedicht „The sea-piece", London 1750, das er auf der Rückreise von Amerika verfaßte. Er hat auch Tissots berühmten „Avis au peuple" ins Englische übersetzt. Sein Namensvetter Dr. T. Percy C. Kirkpatrick, der in Dublin auch in der Medizinhistorie tätig ist, glaubt, daß er K's Spuren in den Büchern des University und King College's Aberdeen gefunden hat. Danach wäre K. um 1761 in Windsor gewesen und hätte auch in irgendwelcher offiziellen Beziehung zum Aberdeener College gestanden. (Briefliche Mitteilung.)

[36]) Kilpatrick. An essay on inoculation, occasioned by the small-pox being brought into South Carolina in the year 1738. London 1743. Ich habe die Charleston-Ausgabe nirgends in Amerika finden können. Es wäre wohl eine rarissima Americana.

[37]) Dr. Charles Forshaw, ein Zahnarzt in Bradford (Yorkshire), hat an einer Kirche in Kibworth eine Gedenktafel entdeckt, die Beziehung hat zu unserem Thema. Auf der mir freundlichst übersandten Photographie der sicherlich aus dem 18. Jahrhundert stammenden Tafel steht: In memory of Mr. Lewis Powel Williams, Surgeon. He departed this life January the 9th 1771. In the 40th year of his age he was the first that introduced into practice inoculation without preparation in this kingdom. Dr. F., unter dem Eindruck, daß es sich hier um einen Vorgänger Jenners handle, sandte die Inschrift an das Brit. med. Journ. (1910, ii, 633), um Aufklärung bittend. Die Antwort enthielt eine lange Abhandlung über die Variolation nach Sprengel, ohne dem „inoculation without preparation" viel Beachtung zu schenken. Über die Berechtigung dieses posthumen Prioritätsanspruchs habe ich nichts ausfindig machen können.

[38]) Von Windmill Street wurde es nach Mortimer Street (Middlesex Hospital) versetzt, dann nach Lower Street, Islington. Ein anderes Spital wurde bald nachher in Bethnal Green (44 Betten) eröffnet. Nach 1750 konnten 15 Patienten zur Präparation und Impfung im Inoculation Hospital in Old Street (St. Luke's) Aufnahme finden, wonach sie zur Nachbehandlung in das Spital in Fray Lane gesandt wurden. 1752 wurde ein größeres Spital (130) in Coldbath Fields und und 1758 zwei weitere Gebäude eröffnet.

[39]) Edward Archer (1717—1789) hatte ein unabhängiges Vermögen und praktizierte nicht außerhalb des Pockenspitals. Er hatte eine große Vorliebe für klassische Studien und hinterließ eine reichhaltige Bibliothek. Er ließ sich nach seinem Spital bringen um dort zu sterben. Sein Nachfolger wurde William Woodville (1747—1805), dessen History of inoculation of small-pox in Great Britain, London 1796, neben Moores Buch das beste Material über die Variolation in England enthalten. Er hat sich dann auch um die Einführung der Vakzination verdient gemacht. Er interessierte sich sehr für Botanik und richtete sich einen Garten am Pockenspital ein. Auch er ließ sich zum Sterben in sein Spital bringen.

[40]) Alle die Ärzte, die nach London zum Studium der Inokulation kamen, gingen zu Archer, z. B. David Schultz, Peter Camper, Ingen-Housz und wohl auch Gatti. Näheres über diese wichtigste Inokulationsschule wäre sehr erwünscht. Archer sah auch schon sehr früh Cow-pox-Fälle, sah aber nicht die Möglichkeit der praktischen Anwendung.

[41]) Außer diesen Specifica wurden auch Chinarinde (Medicus), Kampfer (von C. L. Hoffmann äußerlich, und zwar weil er gefunden hatte, daß Kampfer die Virulenz der Impffäden verringert) und besonders Teerwasser in ähnlichem Sinne benutzt. Das letztere, ein altes Hausmittel, errang eine ganz enorme Popularität durch die Schriften des Bischofs von Cloyne, George Berkeley (Siris: a chain of philosoph. reflexions ... concerning the virtues of tar water, Dublin 1744), die recht interessante Gedanken enthalten.

[42]) Rush sagt: I have proclaimed open war against mercury, nor have I ever prescribed a single dose of it as a preparative for the smallpox, except in one case, ... (Remarks Aug. 8, 1774. In Med. Observ. Soc. Phys. London 1776, v, 37). Grund zu seinem „Krieg" gaben die vielen Quecksilberschäden, die er an „präparierten" Kindern zu beobachten Gelegenheit gehabt hat. Adam Thompson der „Erfinder der amerikanischen Methode" ist kürzlich von H. Lee Smith (John Hopkins Hosp. Bull. Balt. 1909, xx, 49—52) einer besonderen Besprechung gewürdigt worden.

[43]) Robert Taylor (1710—1762) ließ viel von sich hören in Sachen der Inokulation, obgleich er wahrscheinlich wenig Erfahrung darin hatte. 1761 war er auch einer von denen die de Haens „Quaestiones" beantworteten. Er war ein eleganter, königlicher Leibarzt, der seine Stellung hauptsächlich der persönlichen Fürsprache von Lady Burlington verdankte.

[44]) Alex. Monro (Primus). An account of the inoculation ... in Scotland. Edinburgh 1765. Diese Schrift wurde von ihrem bedeutenden Autor als Antwort auf die Anfragen der med. Fakultät von Paris verfaßt. Wichmann übersetzte sie ins Deutsche (Altenburg, 1766).

[45]) L. Rouppe in Rotterdam (Brief an Gaub von 1768 in Sandiforts Natuur- en Geneesk.-Biblioth.) hat auch die Analyse der Geheimmittel gemacht. Er hält Kampfer für den wesentlichen Bestandteil der Pillen, die außerdem noch Aloë, Jalappa, Brechweinstein oder massa pil. Cochiae enthalten sollen, also etwas verschieden von Rustons Befund.

[46]) A second letter from Dr. Glass to Dr. Baker on certain methods of treating the smallpox (etc.). London 1747. Der hier zitierte Brief von Robert Sutton war von ihm an einen Freund für Dr. Huxham in Plymouth gerichtet, er sagt darin, daß der „ungewöhnliche Erfolg der Inokulation durch eine spezifische Medizin oder Antidot, welches er vor sechzehn Monaten gefunden habe, erzeugt werde". Sutton sagt auch, daß seine letzten 900 Impflinge dank der Medizin nicht das Bett hüten mußten. Wenn dieser Brief authentisch ist, was sich kaum beweisen läßt, so ist er ein interessanter Kommentar für die Genese des Suttonschen Regimen.

[47]) Dieser Bericht war, wie Seite 50 gezeigt wird, als Antwort auf eine die Impfung betreffende Anfrage von Graf Kaunitz, d. h. Maria Theresia, abgefaßt worden. Dieses merkwürdige Pronunziamiento erschien auch in Gentleman's Mag. & Hist. Chron. London 1768, Bd. 38, S. 75. Dieses Journal ist eine wahre Fundgrube für die Medizinhistoriker.

[48]) Der Vorwurf mangelnder „Variolosität" des Impfstoffes ist in der postsuttonischen Periode sehr häufig gemacht worden. Es ist in dieser Verbindung vielleicht interessant, zu erwähnen, daß nach Hebra die Inokulatoren dieser Zeit „sich gewiß zur Verhütung eines schlechten Ausganges nie des Kontentums der Effloreszenzen von Variola vera, sondern der gutartigsten Blattern, der Varizellen bedienten". Das ist Hebra ein Beweis, „daß auch die Varicella die Quelle verheerender Blatternseuchen seit Menschengedenken abgeben konnten", jedenfalls eine merkwürdige Beweisführung. Von der Unrichtigkeit seiner allgemeinen Prämisse hätte er sich leicht überzeugen können, wenn er nur ein paar zeitgenössische Berichte gelesen hätte. (Hebra in Virchows Handbuch, Erlangen 1860, v, 161.)

[49]) In den vorliegenden Berichten läßt es sich nicht immer genau unterscheiden, ob der Impfstoff der Protopustel oder dem allgemeinen Exanthem des Impflings entnommen wurde. Bei einer Zusammenstellung von Fällen sollten die beiden Möglichkeiten soviel wie möglich auseinandergehalten werden.

[50]) Vgl. Anm. 48. Wilhelm Ebstein (Zur Geschichte der Windpocken und deren Verhältnis zu den Pocken. Janus, 1906, xi, 181) erwähnt die Arbeit Heberdens „on chickenpox" in Med. Trans. Coll. of Physicians, London 1768 (S. 427), sowie daß die Varizellen schon von Morton beschrieben worden sind. Ebstein zitiert auch Goethes Bericht, wonach er in seiner Jugend die Varizellen durchgemacht, jedoch später sehr heftig an den Pocken erkrankt sei. (Wahrheit und Dichtung, 1. Teil, 1. Buch).

[51]) l. c. Anm. 7, S. 501.

[52]) Vgl. unten Anm. 104. Die Feststellung des Ursprunges wichtiger erkenntnistheoretischer und technischer Fortschritte bietet sehr große Schwierigkeiten in der Masse ephemerer Bemühungen, die oft den Eindruck eines planlosen Umhertastens erwecken, ohne es notwendigerweise zu sein.

[53]) Mudge erzählt, daß er die Gewohnheit habe, die Virulenz alten Impfstoffes am eigenen Körper festzustellen, bevor er denselben zur Impfung benutzte. Er war natürlich durch eine früher überstandene Erkrankung immunisiert. Er impfte sich an der Hand, wonach bei brauchbarem Impfstoff sich sehr bald eine lokale Reaktion (von Pirquets Frühreaktion des allergischen Körpers) einstellte.

[54]) Maty. On the advantages of very early inoculation. In Med. Obs. Soc. Phys. London 1767, iii, 287—307; J. C. Lettsom. In verschiedenen Schriften „on general inoculation", London 1778—1779, mit Antwort auf Dimsdale, der in zwei Schreiben Lettsoms Ansichten angegriffen hat.

[55]) Über die Variolation in Amerika vgl. Toner, History of inoculation in Pennsylvania. Phila. 1866, sowie über das gleiche Thema in Massachusetts, Boston 1868; ferner auch H. Lee Smith in Johns Hopkins Hosp. Bull., Balt. 1909, xx, 49. Von Zeitgenössischem verdient Beachtung B. Gale. Historical memoirs (etc). In Philos. Trans. London 1765, lv, 193.

[56]) Vgl. oben Anm. 54.

[57]) Eine eingehende, biographische Würdigung von Tissot (1728—1797) steht, von medizinischer Seite, noch aus. Sie wäre der Mühe wert, denn dieser in seiner Zeit sehr berühmte Arzt hat verschiedene wertvolle Beobachtungen gemacht, die jetzt noch Beachtung verdienen. Mit vielen der hervorragendsten Medizinern seiner Zeit, besonders Haller, Tronchin, Zimmermann, in stetem Verkehr, dürfte seine Korrespondenz viel Interessantes enthalten. Dies ist teilweise schon ersichtlich aus der Biographie von Ch. Eynard (Lausanne 1839), sowie aus der reizenden Skizze in dem Buche von M. et Mme. William de Sévery (La vie de Société dans le Pays de Vaud. T. 2. Lausanne-Paris, 1912). Tissot war sicherlich einer der erfolgreichsten medizinischen Schriftsteller. Augenscheinlich traf er den Geschmack des Publikums besser wie den der Ärzte. Schon Haller war nicht sehr zufrieden mit einer Übersetzung (Irritabilté), die Tissot für ihn gemacht hatte. De Haen, der allerdings nicht Tissots Freund war, sagte einmal: „Ne dois-je point m'étonner de voir M. Tyssot employer vingt-huit mortelles pages, pour prouver qu'en général les préparations sont très louables?"

[58]) Unter der kurzen französischen Administration der Schweiz als „République helvétique" (une et indivisible!) wurde in Lausanne (Canton du Leman) ein bureau de santé eingerichtet. Ich finde, daß dasselbe am 19. Juni 1798 ein Rundschreiben an die Citoyens Ärzte sandte, in dem unter anderem gefragt wurde: „Si vous avez connaissance que dans votre ville, ou ci-devant bailliage, il ait été pris quelques mesures de police, rélativement à l'inoculation et aux épidémies de petite-vérole qui y ont régné en divers temps et en quoi elles consistent?" Die

Regierung hat, wie es scheint, keine Antworten auf diese Fragen erhalten, wenigstens findet sich nichts in den Archiven.

[59]) Scherb empfiehlt u. a., Laien im Impfen zu instruieren. Er meint auch, daß die Impffäden in den Apotheken vorrätig zu halten seien.

[60]) Die Genfer Bibliothek enthält eine reichhaltige Sammlung von Schriften des 18. Jahrhundert über die Variolation, die augenscheinlich von einem Zeitgenossen gesammelt, später in ihren Besitz gekommen ist. Dank der großen Liebenswürdigkeit des Bibliothekars M. Gardy ist es mir möglich geworden, die Werke zu Hause zu konsultieren, was für den Anfang überaus wertvoll war.

[61]) Voltaire begann seine Propaganda 1727 in seinen „Lettres sur les Anglais", die später als „Lettres Philosophiques", auch in dem Dictionnaire philosophique, 1764 (neunter Brief) erschienen sind. Durch sein ganzes Leben hindurch blieb er für die Sache interessiert, besonders nachdem er sich in Ferney bei Genf niedergelassen hatte und Tronchin sein Arzt geworden war.

[62]) Als M. de Chastelux später (1755) in die Akademie aufgenommen wurde, spielte Buffon in seiner Empfangsrede auf dessen Impfung in folgenden Worten an: „Allein und ratlos, in der Blüte Ihrer Jugend, aber entschieden durch ein reifes Urteilsvermögen, überstanden Sie die damals noch gefürchtete Probe". Von der gesellschaftlichen Seite des Kampfes um die Impfung entwirft Delaunay (Le monde médical parisien au 18. siècle. Paris, Rousset, 1906) eine überaus lebendige Schilderung. Ein anderer Grand Seigneur und wissenschaftlicher Dilettant der Graf de Lauraguais, nahm sich auch der Impfung an. Interessant ist, daß er vorschlug, von pustulösen Exanthemen an Tieren auf Menschen zu impfen. Über diese auch medizin-historisch interessante Persönlichkeit s. P. Fromageot. Les fantaisies littéraires, politiques et autres du Comte de Lauraguais (1733—1824). In: Rev. études histor. Paris 1914.

[63]) de la Condamine. Relation d'un voyage fait dans l'intérieur de l'Amérique méridionale. Acad. royale des sciences. Paris, nov. 1745 (Ausgabe Maestricht, 1778).

[64]) de la Condamines Schriften sind ein vorzüglicher Führer durch die große Impfliteratur. Ich kenne davon 20 verschiedene Ausgaben und Übersetzungen, aber es gibt wahrscheinlich mehr. Die von ihm zitierte Literatur seiner ersten „mémoire" wurde 1756, mit Zusätzen, von Montucla in einem „recueil" besprochen, ebenfalls ein nützliches Werk.

[65]) S. hierüber H. Tronchin. Un médecin du XVIII. siècle, Théodore Tronchin (1709—1781). Paris 1906, ein sehr lesenswertes Werk.

[66]) A. Roux gibt (Jour. de méd., chir., pharm. etc. Paris, avril, 1765) eine genaue Beschreibung eines Impffalles (Héricourt), der sehr gut die von Tronchin „verbesserte", ältere Methode illustriert, so daß ich hier einen Auszug geben will. Der Impfling war zwölf Jahre alt, schwächlich, anämisch. Einen Monat vor der Impfung fängt die Präparation an, d. h. die Nahrung ist auf die Hälfte reduziert, besteht meist aus Vegetabilien. Jeden Abend ein laues Fußbad eine halbe Stunde.

10. April 1756. Roux zieht mit dem jungen Manne in das Tronchinsche Impfhaus und schläft da mit ihm nicht nur im gleichen Zimmer, sondern im selben Alkoven.

11. April. Der Chirurge Saint-Martin setzt Blasenpflaster auf die Innenseite beider Oberschenkel.

12. April. Blasen werden geöffnet und die Impffäden appliziert. Impfung.

1. Tag post inoculat.	Fäden werden entfernt, digestiver Verband.
6. „ „ „	Um jede Wunde rote Zone.
8. „ „ „	Patient unwohl, Kopfweh, geschwollene Drüsen.
9. „ „ „	Inguinal-Drüsen schmerzhaft. Fieber 9 Uhr morg.
10. „ „ „	Höheres Fieber, 7 Uhr abends, leichtes Delirium. Einige Papeln auf der Brust.

11. Tag post inoculat.	Leichtes Delirium und Fieber bis 7 Uhr abends.
12. „ „ „	Kein Fieber. Keine neuen Eruptionen. Nasenbluten.
13. „ „ „	Papeln nehmen an Größe zu, einige blassen ab. 66 im Gesicht und Körper. Distinkt mit roter Area.
15. „ „ „	Vereiterung des papulösen Exanthems. Die Impfwunden, die fast ganz trocken und mit einer braunen Kruste bedeckt waren, fangen an, profus zu eitern.
16. „ „ „	Einige Pusteln beginnen zu trocknen. Saint-Martin öffnet einige, um Impfstoff zu entnehmen.
22. „ „ „	Eintrocknung komplett. Impfwunden eitern noch 14 Tage.
27. „ „ „	Leichte „Erysipelas“ des Gesichtes und der Beine während drei bis vier Tagen. Patient soll dies oft gehabt haben.

Hieraus ist ersichtlich, daß die ganze Prozedur etwas mehr wie zwei Monate in Anspruch nahm. Fast einen Monat wurde der Patient im Bette gehalten und während dieser Zeit war er oftmals recht krank. Nach Roux war dies ein gutartiger Fall. Ein paar Jahre später konnte man sich nach Gatti, Sutton oder Dimsdale so impfen lassen, daß die ganze Prozedur kaum 18 Tage in Anspruch nahm, wovon kein einziger im Bette zugebracht werden mußte. Ein gewaltiger Unterschied!

67) In der Militärschule „La Flèche“, wo Gatti später die Impfungen zu leiten hatte, hätte er leicht systematisch seine Theorien prüfen können. Es verlautet aber nichts hierüber. Er erhielt die Stelle durch den Herzog von Choiseul (1769), scheint aber die Impfungen anderen überlassen zu haben. Peffault de la Tour gab später an, daß er 1200 Impfungen dort gemacht habe (Delaunay), und ein anderer Arzt der Schule, Jean Mac-Mahon, ein Großonkel des berühmten Marschalls, hat dort auch als Inokulator gewirkt. Über den letzteren zitiert Cabanès (Cabinet secret, Paris 1905, iv, 236) eine Notiz, aus welcher hervorgeht, daß Gatti alles Mac-Mahon überlassen habe, da ihm nur am Geld gelegen sei usw. In der gleichen Notiz finden sich weitere Angaben über die Impfungen in der Militärschule.

68) Siehe weiteres über Gatti im Text unter „Italien“, auch Anm. 119. Über seinen Lebenslauf vor seiner Ankunft in Paris ist folgendes bekannt geworden: Er ist in Ronta im Mugello am 17. Dezember 1724 geboren. Er studierte zuerst in Florenz mit der Absicht, sich der Theologie zu widmen, wandte sich aber bald der Medizin zu, ging nach Pisa, wo er sich 1745 immatrikulieren ließ. Hier hörte er wohl den gelehrten Antonio Cocchi. 1755 wird er Professor extraordinarius für theoretische Medizin. Über seine Lehrtätigkeit ist nicht viel zu erfahren. 1759 suchte er beim Großherzog von Toskana um Urlaub nach und erhielt ihn. Vorher habe er Reisen an der Nordküste von Afrika und in Griechenland gemacht und dabei die Gelegenheit gehabt, die Inokulation an der Quelle zu studieren. Dies geht aus seinen eigenen Angaben hervor. Nach 1759 war seine Verbindung mit der Universität von Pisa nur eine formelle.

69) (de l'Épine et al.) Rapport sur le fait de l'inoculation de la petite vérole. Paris 1765. (125 SS. 4⁰.) Dieser Bericht enthält hauptsächlich eine ausführliche Analyse der Literatur und der Meinungen fremder Ärzte, die der Fakultät zugegangen waren. Auf diesen Bericht folgte: (A. Petit et al.) Premier rapport en faveur de l'inoculation. Paris 1766. (147 SS. 8⁰) und mit diesem zugleich kam heraus „Second rapport ...“ (242 SS. 8⁰). Dieser zweite Bericht enthält die Antwort auf jenen von de l'Épine, welchen dieser wieder beantwortet in: Supplément au rapport ... contre l'inoculation ... Paris 1767 (Oktober), 164 SS. 4⁰. In diesem Supplement wird besonders Gatti angegriffen, und alle seine Fehlimpfungen werden aufgezählt.

[70]) Petit erwähnt diesen Streit sogar in seinem zweiten Bericht. Es handelt sich um die Legitimation eines Kindes, das angeblich nach einer 11½ monatlichen Schwangerschaft 10½ Monate nach dem Tode des 76jährigen Vaters zur Welt kam. Petit gab 1766 zwei Oktavbände seines „Receuil“ über diese Sache heraus, und man kann sich nicht verwundern, daß sein Bericht über die Inokulation so verspätet erschien.

[71]) In Bezugnahme auf diese Berichte erinnere man sich, daß am Ende des neunzehnten Jahrhunderts recht Ähnliches sich ereignen konnte. Im „kühleren“ England wurde im Mai 1889 die Vakzinations-Kommission zur Berichterstattung ernannt. Dieselbe konnte ihren Schlußbericht erst 1896 erstatten, nach zwei Vorberichten. Neben diesen drei Berichten waren noch sieben Appendices erschienen, und der Schlußbericht war von elf der dreizehn Mitglieder der Kommission gezeichnet. Die zwei Dissenters gaben auch einen Separatbericht, und außerdem wurden von sechs Mitgliedern noch zwei Noten unterzeichnet, in denen sie sich ihre Meinung in gewissen Punkten vorbehielten.

[72]) Der Bericht hierüber findet sich in J. M. F. de Lassone, Rapport des inoculations faites dans la famille royale au Château de Marly, lu à l'Académie des Sciences, le 20 juillet 1774. Paris 1774. De Lassone (1717—1788), der Gründer der fortschrittlichen Société Royale de Médecine, welche der konservativen Fakultät Konkurrenz machte, leitete die Operation. Er vertrat in der Zeit den Leibarzt Lieutaud (1703—1780), den Nachfolger Sénacs. Es war eine eigentümlich gemischte Gesellschaft, der das Leben und die Gesundheit der königlichen Familie damals anvertraut war. Neben ein paar tüchtigen Ärzten funktionierten eine Anzahl von Quacksalbern und Empirikern, die ganz unabhängig von den medizinischen Autoritäten ihr Wesen trieben. In dieser Gesellschaft war auch Gatti als médecin consultant.

[73]) P. Pinel & J. J. Leroux. École de médecine de Paris. Clinique d'inoculation. Rapport fait à l'Ecole de médecine sur la clinique d'inoculation. Paris, an VII (1799). Die Vakzination ist in diesem Bericht noch nicht erwähnt. Über die Variolation in der französischen Provinz liegen viele zeitgenössische Berichte vor (s. meine engl. Arbeit, note 107, und Bibliographie), s. a. Desoteux et Valentin. Traité historique et pratique de l'inoculation. Paris, an VIII (1800).

[74]) C. E. Daniëls. De kinderpok-inenting in Nederland, meerendeels naar onuitgegeven bescheiden bewerkt. In Nederl. Tijdschr. v. Geneesk., Amst. 1875, 2. Reeks, XI, 17—223 (2 Beilagen, Illustr.). Auch Sonderdruck Amst., van der Post, 1875. Von neueren Arbeiten wären zu konsultieren R. Krul, de enting der ware pokjes, de variolatie, herdocht; in Geneesk. Courant. Mei 1904 und auch Juni 1904. Wesentlich Neues enthalten diese Arbeiten nicht.

[75]) Dieser Helvetius scheint nichts gemein zu haben mit der aus Anhalt nach Holland eingewanderten Ärztefamilie (alias Schweitzer), die im achtzehnten Jahrhundert eine sehr große Rolle in Paris gespielt hat, auch in der Geschichte der Variolation. Noch hinzuzufügen wäre, daß Le Duc einen Fall von Inokulation erwähnt, bei dem keine Allgemeinsymptome folgten, der aber dennoch einer Wiederimpfung im folgenden Jahre widerstand.

[76]) Aphorism. 1403. Ausg. Leyden 1727.

[77]) Die Nachricht von dieser ersten Impfung stammt von Chais (Essai apologétique (etc.). La Haye (1754), der, mit Tronchin befreundet, von ihm selbst die Auskunft erhielt. Die Biographie Tronchins von Henri Tronchin (Paris & Genève 1906) zitiert ihn auch selbst ohne Angabe des Datums und der Quelle. Daniëls (l. c. pag. 54) war es unmöglich, trotz eifrigstem Suchen, etwas über diese, sowie Tronchins folgende Impfungen ausfindig zu machen, was besonders erstaunlich ist, da Tronchin seit 1747 Inspektor des Collegium Medicum war und man annehmen würde, daß er demselben irgend etwas über ein so

denkwürdiges Ereignis mitgeteilt hätte. Man lese die Einschätzung des Charakters von Tronchin von Geyl (Arch. f. Gesch. d. Med., 1908, I, 81). Diese Frage ist von ihm nicht erwähnt.

[78]) C. Chais. Essai apologétique sur la méthode de communiquer la petite vérole par l'inoculation (etc.). La Haye 1754, erschien nochmals Haag 1775, dann auf deutsch Braunschweig 1756, Gotha 1774, Hersfeld und Leipzig 1775, und schwedisch 1756. Es gehört also zu den wichtigeren Propagandaschriften. Chais' Angaben sind oft unzuverlässig, wie schon gezeigt. Sein Bericht über die erste Impfung in Leyden 1753 durch Dozy ist nicht belegbar.

[79]) Van Leersum gibt (Janus 1910, XV, 363), mit Anlehnung an Daniëls' Arbeit, einige Details über diese Impfungen. Ihn beschäftigt auch die Streitfrage über Boerhaaves und besonders van Swietens Stellungnahme in der Impffrage. Er glaubt, van Swieten sei derselben freundlich entgegengekommen, nach einem Ausspruche von ihm im Jahre 1755. Wahrscheinlicher ist es, daß er seine Meinung je nach der des Hofes gerichtet hat, denn bis Maria Theresia um Ingen-Housz sandte, hat er sich für die Einführung der Variolation sehr wenig bemüht. (In van Leersums Artikel steht überall „Vakzination", wo es sich augenscheinlich um Variolation handelt.)

[80]) Jan Ingen-Housz. Lettre à M. Chais sur la nouvelle méthode (etc.). Amst. 1768, und in demselben Jahre ein ähnlicher Brief von Maty, auch an Chais.

[81]) Petrus Camper. Aanmerkingen over de inentinge (etc.), kam in Leeuwarden 1770 heraus, deutsch durch Redlich, Leipzig 1772. Die Preisschrift: De emolumentis et optima methodo (etc.) erschien lateinisch Groningen 1774, Leyden 1789, französisch Toulouse 1772.

[82]) Über Rinderpestimpfungen in Deutschland s. a. Mamlock, Friedrich d. Gr. Korrespondenz m. Ärzten 1907. Daniëls gibt eine ganze Reihe von gegen van Doeverens Impfpraxis gerichteten Gedichten (wahrscheinlich von van Royen stammend), die er den handschriftlichen Originalien entnommen hat. Sie erlauben einen interessanten Einblick in das Leben jener Zeit und speziell der Universitätskreise Leydens.

[83]) Von der Impfung in Belgien habe ich wenig ausfindig machen können. Lersch (Geschichte der Volksseuchen. Berlin 1896) erwähnt, daß das Impfen hier nur langsam voranging, daß nach einer kaiserlichen Ordnung vom 8. Okt. 1786 nicht anders als in einer Entfernung von 200 Ellen von der Stadt oder dem Dorfe geimpft werden durfte. Gegen Ende des Jahrhunderts waren in Antwerpen nur vier Ärzte, die sich mit der Inokulation befaßten und dies nur bei der höheren Klasse.

[84]) Zitiert nach Daniëls, l. c., pag. 133. Die Preisfrage wurde gestellt von der Bataafsch Genootschap van Proefondervindelijke Wijsbegeerte am 12. Aug. 1776.

[85]) John Haygarth. A sketch of a plan to exterminate the smallpox (etc.). London 1793.

[86]) Looff in Groningen machte 1781 eine Mitteilung (Daniëls, pag. 142), aus der ersichtlich ist, daß die Ärzte auch hier mit Vorteil den Impfstoff durch Überimpfungen fortpflanzten, die verschiedenen Generationen studierten und die Wirksamkeit der Impfung durch Re-inokulation prüften. Es sei auch noch bemerkt, daß die Holländer die Inokulation schon im Jahre 1778 in ihre ostindischen Kolonien eingeführt hatten, worin sie besonders durch den hochangesehenen van Hogendorp unterstützt wurden. Van der Steeg führte Impfungen an Weißen und Eingeborenen aus. Er war ein Schüler von Camper und van Doeveren, und andere folgten seinem Beispiele.

[87]) In Breslauer Versuche, xvii, 253. Rayman ist geboren in Eperjes und war Komitats-Physikus in Sáros. Ich verdanke diese Richtigstellung einer

früheren Angabe der Liebenswürdigkeit des Herrn Dr. Tiberius von Györy in Budapest (s. a. dessen Bibliographia med. Hungariae, 1472—1890, Budap. 1900). Erwähnt ist Rayman auch in Succincta medicorum Hungariae et Transylvan. biographia. Cent. I. p. 154—156, Leipzig 1774, von St. Weszprémi, der auch schon im Jahre 1755 (London) den Vorschlag gemacht hatte, gegen die Pest zu impfen (näheres bei von Györy, Deutsche med. Wchschr. 1909).

88) Wrisberg erdachte ein spezielles, schnepperartiges Impfinstrument, welches erlauben sollte, die Tiefe des Einschnitts genau vorauszubestimmen. Fothergill in England hatte auch etwas Ähnliches konstruiert.

89) Siehe hierüber besonders: G. Behrend, Über Variolation. In Deutsche med. Wchnschr. 1896, No. 20; P. Kübler, Geschichte der Pocken und der Impfung. Berl., Hirschwald 1901, S. 103—142, sowie auch die Handbücher von Bohn (1875) und von H. T. v. Becker (1879, beste Allgemeindarstellung des Gegenstandes). Ferner über einzelne Phasen: W. Ebstein. Georg und William Motherby in ihren Beziehungen zur Variolation (Königsberg). In Arch. f. Geschichte d. Med. Leipzig 1911, iv, 31.; G. L. Mamlock. Friedrich der Große und die Einführung der Impfung in Berlin. In Ärztl. Sachverständ. Zeitg. 1904, x, 38—41, auch des gleichen Autors: Friedr. d. Gr. Korrespondenz mit Ärzten. Stuttg. 1907; A. Seitz. Etwas vom Impfen a. d. Jahre 1768. In Arch. f. Geschichte d. Med. Leipzig 1909, ii, 419; H. Böing, Neue Untersuchungen usw. Berlin 1898 (s. a. Mittlgen. z. Gesch. d. Med. usw. 1912, xi, 333). Unter der zeitgenössischen deutschen Literatur gibt Junkers Archiv wider die Pockennot, 7. St. Leipzig 1796—99, gute Auskunft über die letzten Phasen der Variolation in Deutschland.

90) Goethes Bemerkung über die Impfung ist schon öfters zitiert worden. Weniger bekannt scheint Kants Ausspruch darüber zu sein. In seinen Metaphysischen Anfangsgründen der Tugendlehre 1797 sagt er: „Wer sich die Pocken einimpfen zu lassen beschließt, wagt sein Leben aufs Ungewisse, ob er es zwar tut, um sein Leben zu erhalten, und ist sofern in einem weit bedenklicheren Fall des Pflichtgesetzes als der Seefahrer, welcher doch wenigstens den Sturm nicht macht, dem er sich anvertraut, statt dessen jener die Krankheit, die ihn in Todesgefahr bringt, sich selbst zuzieht. Ist also die Pockeninokulation erlaubt?"

Der 72jährige D. W. Triller, in seiner „Geprüfte Pockeninoculation" (Frankfurt 1766), drückt sich ähnlich aus:

„Man macht Gesunde krank, die Krankheit zu vertreiben,
„Gibt ihnen Gift, daß sie vom Gift verschonet bleiben,
„Und pfropfet durch die Kunst mit Zwang die Blattern ein,
„Damit die Blattern einst dadurch verhütet seyn.

Triller hat schon 1725 in seinem „Todestempel" entgegen Voltaire der Inokulation kein Vertrauen entgegengebracht, und jetzt fügt er im Kollophon des zitierten Gedichtes hinzu: „Geschrieben zu Wittenberg, zur Zeit der nun Gottlob! fast in den letzten Zügen liegenden Inoculation, am 13. November 1765".

Poetische Bearbeitung hat die Inokulation in fast allen Ländern erfahren. Poinsinets Gedicht (Par. 1756) inspirierte Triller. Geschichtlich wichtig ist das vom Abbé Roman (Amst. Par. 1773).

91) Im Elsaß betätigte sich praktisch besonders F. I. Goetz (1728—1813) um 1770; er wurde dann später in Paris ein gut bekannter Inokulator. 1780 impfte er die Schwester des Königs (L. XVI.) und 1782 am Hofe von Turin. Er wurde später einer der heftigsten Gegner der Vakzination. Am Niederrhein zeichnen sich besonders Joh. Pet. Brinkmann (Briefe üb. d. Wirkung des Blatterneiters b. d. Inoculation. Düsseldorf 1774 u. 1789), sowie C.R. Hannes (De insitione variolarum in urbe patria Vesaliensi tentata, Wesel 1772) durch

praktische Erfahrung in der Sache aus. Auch aus Oldenburg, Bremen und besonders aus Schleswig-Holstein liegen ähnliche Berichte vor (s. Dänemark).

[92]) s. a. oben Anm. 79. Der erwähnte Ausspruch van Swietens findet sich auch in de la Condamines Second mémoire (Ausg. Genève 1759, p. 41).

[93]) De Haens wichtigste Schriften sind: Quaestiones saepius motae super methodo inoculandi variolas (etc.). Vindob. 1757 (Napoli 1778 und noch öfters wiederholt); dann seine Réfutation de l'inoculation réponse à M. de la Condamine et Tyssot, Vienne 1759 (Haag 1760). Noch 1764 antwortet er auf Balth. Tralles' (Breslau) Einwürfe, was eine weitere Antwort zeitigt. Auch in seiner Ratio medendi (1758—79) verteidigt er seinen gegnerischen Standpunkt (separat auf Deutsch von Wasserberg, Wien 1775).

[94]) s. a. oben Anm. 47.

[95]) Daß gerade von Leber der erste war, der in Wien tatsächlich impfte, ist interessant, da er ein besonderer Protegé de Haens war. Anton Rechberger scheint später viel geimpft zu haben, er war der Sohn Anton Johann R., dessen „Vollständige Geschichte der Einimpfung der Blattern in Wien" (Wien 1788) er herausgab. Dieses Werk gibt einige gut beobachtete Impffälle, sowie die wichtigsten geschichtlichen Ereignisse inbezug auf die Variolation.

[96]) Aus dem Schreiben des Fürsten Kaunitz (Original bei Wiesner, s. Anm. 97) an den Grafen Seilern in London, vom 3. März 1768 ist zu ersehen, daß der letztere schon verschiedene Berichte über die „dortlands zur größten Vollkommenheit gebrachten Einbelzung der Blattern" eingesandt, und ferner daß der englische König vorgeschlagen hatte, seinen ersten Leibarzt (Chirurgen) Middleton zu Impfungen nach Wien zu schicken. Daß die Wahl auf Ingen-Housz fiel, ist sicherlich dessen Empfehlung durch Sir John Pringle, der mit Ingen-Housz und van Swieten intim befreundet war, zu verdanken. Pringle war damals nur Leibarzt der Königin und erscheint daher seine Unterschrift nicht auf dem erwähnten Bericht.

[97]) Die Darstellung, die sich an manchen Orten findet, daß Ingen-Housz nach Erfüllung seiner Mission in Wien, gleich wieder zurückgekehrt sei, ist ganz unrichtig. Seine bedeutenden Leistungen auf dem Gebiete der Naturwissenschaften, speziell der Pflanzenphysiologie, stammen zum großen Teil aus seiner Wiener Zeit und sind erst spät in ihrer vollen Bedeutung gewürdigt worden. Wiesners musterhaft bearbeitete Biographie dieses Mannes (Jan Ingen-Housz, sein Leben und Wirken als Naturforscher und Arzt, Wien, Konegen, 1905) gibt eine sehr wertvolle Schilderung seiner hervorragenden Tätigkeit.

[98]) Nach M. J. Godefroi (Het leven van Dr. Jan Ingenhousz [etc.]. In: Nederl. Tijdschr. v. Geneesk., Amst. 1875, 2. Reeks, xi, 285—302) sind „tweehondertal (200?), nach Arneth (Geschichte Maria Theresia, 1876) nur 65, dagegen nach Ingen-Housz selbst (Brief bei Godefroi p. 293) nur 29 Kinder zu diesem Zwecke geimpft worden.

[99]) Ingen-Housz wurde nicht nur glänzend bezahlt für seine Dienste, sondern auch zum kaiserlichen Leibarzt und Hofrat mit einem Gehalt von 5000 Gldn. fest angestellt. Dieser ist ihm bis an sein Lebensende (1799) jährlich ausgezahlt worden. Da diese Stelle ihm keine besonderen Dienstpflichten auferlegte, konnte er sich seinen naturwissenschaftlichen Studien widmen (s. Wiesner, S. 37; 235—236).

[100]) Im 12. Bande seiner Ratio medendi erwähnt er einen Fall mit, der nach der Impfung durch Ingen-Housz tödlich verlaufen war, was dieser als „malicieux et faux" bezeichnet, da keiner seiner Impflinge an den Folgen der Impfung gestorben sei. Weiser als die, welche de Haen „Quaestiones" beantwortet hatten, setzt er hinzu: „Ce fanatique est trop dangereux pour l'atta-

quer . . . Il croit être appellé du ciel pour le venger de l'injure, que lui font les cicutistes, inoculists et médecins, qui rencontrent chez leur malades des petechiae et miliaria." (Godefroi l. c. p. 292.)

[101]) Julius Petersen. Koppeinokulationen i det 18. Aarhundrede saerlig i Danmark-Norge. In Biblioth. f. Laeger, København 1891, 7. R., ii, 267; 351 (auch Sonderdruck). S. a. seine größere Arbeit zur Jennerfeier: Kopper og Koppeindpodning, Kjøbenhavn 1896, in der er die allgemeine Geschichte der Variolation, aber besonders die der Vakzination bespricht. Auch D. Simonsen. Til Koppeinpodningens historie. In Ugesk. f. Laeger, Kjøbenh. 1894, 5. R., i, 232.

[102]) Sein Sohn Georg Christian Detharding (1699—1784) hatte schon 1722 eine „Historia inoculationis variol., von den Umbständen der neuaufgekommenen Blattern-Cur (etc.)" (Rostochii) verfaßt.

[103]) Im Oktober 1769 beauftragte der König v. Berger, Struensee, Lind und Jensenius, einen Plan für ein weiteres Inokulationshospital auszuarbeiten, und ein solches wurde dann auch im Juni des folgenden Jahres in der Umgebung von Kopenhagen eröffnet.

[104]) C. F. Rottbøll. Forsøg til en nye Grund-Lære om Koppernes Indpodning. In Skrifter som udi det Kiøbenhavnske Selskab af Lærdoms (etc.) Elskere, 1761—1764. Kjøbenh. 1765, ix, 449—493 (mit neun verschiedenen Anhängen, enthaltend Berichte über dänische Impfungen, S. 494—511). Ich verdanke es Dr. J. W. Johnsson in Kopenhagen, mir es ermöglicht zu haben, diese schwer zugängliche und wichtige Schrift einsehen zu können, auch bin ich ihm verpflichtet für weitere Angaben über Rottbøll. Wie erwähnt, haben Rottbølls Ansichten viel Ähnlichkeit mit Gattis; es lag mir daher daran, ausfindig zu machen, ob Rottbøll, wie so manche, einfach Gattis Ideen „nachgefühlt" hatte. Ich habe mich überzeugen können, daß dem nicht so ist. Die Arbeiten, die Rottbøll hauptsächlich zitiert, sind die von Kirkpatrick und Schultz. Von Kirkpatrick zitiert er dessen „Analysis" und zwar die 2. Ausgabe, die 1761 erschien. Von Schultz' „Berättelse" sagt er, es sei ihm erst nach Abschluß seiner Arbeit unter die Hände gekommen; es erschien aber, soviel ich weiß, schon 1756. Rottbølls Schrift muß also 1761 oder später geschrieben sein. Der letzte Anhang, von v. Berger verfaßt, datiert vom 29. Juni 1764. In demselben, wie in dem vorhergehenden, berichtet v. Berger kurz zwei Impffälle vom Mai und Juni des gleichen Jahres. Es ist sehr wahrscheinlich, ich stimme darin Dr. Johnsson bei, daß v. Berger diese Anhänge an die schon früher verfaßte und auf den Druck wartende Arbeit von Rottbøll angeschlossen hat, als letzte Ereignisse in der Variolationsgeschichte. Am Ende seines Textes weist Rottbøll allerdings auf diese Anhänge hin, es macht aber den Eindruck, als ob er dies nachträglich hinzugefügt habe. Wie dem auch sein mag, jedenfalls ist es unwahrscheinlich, daß er Gattis „Reflexions", die in Brüssel 1764 erschienen, bei der Abfassung seiner Arbeit hat benutzen können. Die ideelle Übereinstimmung beider legt die Möglichkeit einer dritten Quelle nahe. Ich will dies jedoch nicht hier untersuchen.

[105]) Petersen (l. c. S. 67—68) erwähnt die Variolationen eines Shetländer Bauern John Williamson, der nach authentischen Mitteilungen zwischen 1770—80 mehrere Tausend Menschen inokuliert habe. Auch er war bemüht, den Pockenstoff abzuschwächen, und zwar durch Trocknen im Rauche von Torf und Eingraben in die Erde mit etwas Kampfer (bis zu 7 und 8 Jahren!). Er impfte ohne Präparation, benutzte ein besonderes Impfmesser und bedeckte die Wunde mit Kohlblättern. Die Impfung soll immer gelungen sein. Petersen zitiert nach R. Cowie, Shetland, descriptive and historical. 2. ed. 1874, p. 73 ss.

[106]) Wasmuth hat, wie es scheint, schon 1755 angefangen zu impfen, und zwar nach einer vereinfachten Methode, ohne Präparation.

[107]) Vilhelm Djurberg. Ur koppympningens historia. Hygiea, Stock-

holm 1910, 2. f., x, 1169—1236 (Sonderdruck). Diese Schrift ist erst nach Abschluß dieses Kapitels durch die Freundlichkeit von Dr. Johnsson in meine Hände gelangt. Sie beschäftigt sich hauptsächlich mit der Frühgeschichte der Variolation, und einiges daraus habe ich verwenden können (s. Anm. 23). Eine zeitgenössische Geschichte gab der in Göttingen wirkende Schwede J. A. Murray in verschiedenen Schriften von 1763—1787 und speziell in seiner „Historia insitionis variolarum in Suecia". Göttingen 1767. Weitere Einzelheiten sind zu finden in David Schultz, Account of inoculation for the small-pox, London (1758 und 1767), ein Werk, das 1756 schwedisch erschien. Auch Rosėns berühmte „Underättelser" über Kinderkrankheiten (Schwed. Stockh. 1764, Deutsch von Murray, zusammen mit Tissot von Baldinger, Langensalza 1768, Leipzig 1778) enthalten manches. Über Linné vgl. Hjelts vorzügliche Schrift Carl von Linné als Arzt, Leipzig 1882.

[108]) Ausgehend von der ihm bekannten antiparasitären Wirksamkeit gewisser Arzneimittel, wie Moschus, Kampfer, Quecksilber usw., empfahl er das in Norrland unter dem Volke gebräuchliche Umhängen von kleinen Moschus enthaltenden Säckchen, als Präventivum zur Pockenzeit.

[109]) Ich verdanke der freundlichen Vermittelung Sr. Exz. Dr. von Unterberger in St. Petersburg die Kenntnis dieses umfangreichen, prächtig illustrierten Werkes. Dasselbe ist von Dr. Wladislav Hubert 1896 in russischer Sprache abgefaßt und enthält vielerlei unbekannt gebliebene Einzelheiten aus der Variolationsgeschichte in Rußland. In dem erläuternden deutschen Text, welcher der Arbeit beigegeben ist, wird die Variolation kaum berührt, so daß ich es nötig fand, mir den Urtext übersetzen zu lassen.

[110]) Dimsdales Ruf wurde begründet durch sein Buch: The present method of inoculating for the small-pox. London 1767. Es erlebte innerhalb von vier Jahren acht große englische Auflagen, erschien auch in Irland und Amerika und wurde in die meisten Sprachen übersetzt. Es ist bemerkenswert, daß Dimsdale in allen seinen Schriften von Anfang an die Priorität für die Erfindung der Impfmethode den Suttons einräumte.

[111]) Dimsdale gibt eine sehr interessante Beschreibung seiner Mission (in Tracts on inoculation etc. London 1781, aus dem Russischen übersetzt!), die bei Hubert noch erweitert ist (l. c. 255—290). Der Knabe, Alexander Makaroff, kaiserlicher Impflieferant, wurde später hoch belohnt und mit dem Beinamen Ospenny (der Pockige) in den Adelsstand erhoben. Sein Wappenschild, bei Hubert in Farben abgebildet, zeigt einen Arm mit einer Impfpustel. Er dürfte für Mediko-Heraldiker von Interesse sein!

[112]) Dimsdale hat sich jedenfalls um die Einführung und Organisation der Impfung in Rußland große Verdienste erworben. Wie die Suttons zeichnet auch ihn das systematische planmäßige Vorgehen aus. Er liefert ein in der Medizingeschichte seltenes Beispiel eines Arztes, der sich nicht scheute, von einem ungelehrten Empiriker zu lernen. Daß er, wie behauptet, mit Sutton unter einer Decke steckte, ist sehr unwahrscheinlich, denn Sutton und seine Agenten griffen ihn an und bekämpften ihn bei jeder Gelegenheit. Für seine Bemühungen in Rußland erhielt er von der Kaiserin den Adel, ein Jahresgehalt von £ 500 und ein Geschenk von £ 10 000. Er hat sich jedenfalls in Rußland beliebt gemacht, denn im Jahre 1781 kommt er wieder zu einer zweiten kaiserlichen Impfmission. Kein Wunder, daß er viel Geld machte und im Cornhill ein Bankhaus eröffnen, sowie sich ins Parlament wählen lassen konnte. Sein Freund und Schüler Ingen-Housz hat seinen Gewinn aus der Inokulation zum Besten der Wissenschaft verwandt.

[113]) Es ist bemerkenswert, daß die große auf das Impfwesen bezügliche Sammlung, die durch Dr. von Bulmerincq in Warschau begründet, später von L. Pfeiffer in Jena fortgesetzt und nachher verkauft wurde, jetzt als Sibiria-

koff-Stiftung in der Universitätsbibliothek von Tomsk ein Ruheplätzchen gefunden hat. Über den reichhaltigen Inhalt der Sammlung s. L. Pfeiffer und C. Ruland, Pestilentia in nummis, Tübingen 1882 und besonders den Nachtrag hierzu, ibid. 1896.

[114]) Andrea Corsini. I primi innesti pubblici del vajuolo in Firenze (Soc. Tosc. d'Igiene). Firenze 1912, enthält einen Überblick über die Impfbewegung in Italien, geht aber speziell auf die Verhältnisse in Florenz ein, mit wertvollen Reproduktionen von Dokumenten. C. Gianni. L'inoculazione del vajuolo umano e della vaccina sotto il governo della repubblica in Lucca (1756—1804), Lucca 1887, gibt auch die Lokalgeschichte auf Grund von offiziellen Dokumenten. Vgl. auch Andreucci. Cenni storici. Del vajuolo e della sua profilassi. Firenze 1863, oft zitiert, aber mager und ungenau. Sehr wenig findet sich in den Geschichtswerken von de Renzi und Puccinotti. Die nützlichsten zeitgenössischen Werke sind die Mémoires von de la Condamine, ferner S. Manetti. Della inoculazione del vajuolo. Firenze 1761, mit Supplement 1762 und G. Calvi, Raccolta di osservazioni (etc.) sopra la necessità dell' innesto del vajolo, Pisa 1766, sowie Bicetti, Milano 1765. Ich habe den Eindruck, daß es sich sehr verlohnen würde, die italienische Impfgeschichte näher zu studieren.

[115]) Herr Prof. Fedeli in Pisa, den ich um diesbezügliche Nachrichten bat, konnte nichts Bestimmtes über Gattis dortige Impftätigkeit ermitteln. Gattis Urlaubsgesuch an den Großherzog ist datiert 3. Juli 1759, sein Name bleibt in den Universitätsbüchern bis 1770, obgleich er während dieser Zeit meist abwesend war. Es ist sehr gut möglich, wird aber noch weiter zu untersuchen sein, daß er seine „große Erfahrung" auf dem Wege Pisa-Paris erlangte!

[116]) Prof. Corsini gibt ein Faksimile dieses interessanten Flugblattes, dessen Original er im Archiv der Regentschaft gefunden hat. Im gleichen Archiv fand er auch die Rechnungen des Spitals über die beiden Impfserien. Es wurden ausgegeben 34 scudi für Brod, 20 für andere Nahrungsmittel und 29 für Medizinen! Die Ärzte erhielten 32, die Chirurgen 24 scudi.

[117]) In Genua wirkte auch der angesehene Carlo Gandini (gest. 1785) für die Impfung schon in den fünfziger Jahren. Seine Riflessioni sopra il vajuolo, die ich noch nicht habe einsehen können, scheinen interessante Gedanken zu enthalten. S. a. C. Gandini e P. F. Pizzorno. Orazione eccitatoria all' introduzione dell' innesto del vajuolo. Lucca 1759.

[118]) Hier hatte Berzi vorgeschlagen, durch einfachen Kontakt zu impfen: F. Berzi. Nuova scoperta a felicemente suscitare il vajuolo per artificioso contatto. Padova 1758.

[119]) L. Andreani. Il Dott. Angelo Gatti di Ronta. In „Giotto", bollet. storico etc. del Mugello, Borgo S. Lorenzo i. M. 1902, i, 97—113 (num. 7), eine recht interessante biographische Skizze, deren Kenntnis ich der Liebenswürdigkeit von Prof. Corsini in Florenz zu verdanken habe, sowie auch die Nachricht von einem Denkstein, der in Ronta am Geburtshause Gattis angebracht wurde. Die Inschrift (Messagero del Mugello, 18. August 1912) lautet:

In questa casa — il XVII Dicembre MDCCXXIV — ebbe i natali — Giovanni Angelo Gatti — per l'inoculazione del vaiulo umano — geniale inventore banditore infaticato — d'un metodo cosi eccelente — che anche dopo la scoperta di Jenner — durò efficacissimo — lungamente. — Il comune di Borgo S. Lorenzo — pose — nel giorno XV Agosto MCMXII.

Verlag von Alfred Töpelmann (vormals J. Ricker) in Gießen

Abhandlungen aus der Seuchengeschichte und Seuchenlehre

von

Prof. Dr. med. **Georg Sticker** in Bonn a. Rh.

II. Band: Die Cholera

Einheimische Cholera — Kindercholera — Indische Cholera

Epidemiologie und Klinik

Lexikon-Oktav. IV und 592 Seiten mit 5 Textbildern. 1912. 30 Mark.

Aus dem Vorwort.

Seit dem Einbruch der indischen Wandercholera in unsere Länder wird von den Lehrbüchern die ortsständige Cholera der Erwachsenen und der Kinder, wie wenn sie etwas nebensächliches wäre, nur noch als kleiner Anhang zum großen Kapitel von der Weltseuche behandelt. Da uns indessen die einheimischen Übel näher liegen als das ausländische, das von jenen den Namen gewann, so wurde in unserem Buche ihre Besprechung voraufgestellt. Wol nicht ohne Nutzen für das Verständniß der pandemischen Seuche; denn schon liegen Arbeiten vor, die darauf deuten, daß dieses durch die Kenntniß der endemischen Seuche gewinnt.

Viel wissen wir über die Cholera nostras nicht, nicht viel mehr über die Cholera infantum. Aber überall sind tüchtige Männer an der Arbeit, sie zu erforschen. Hoffen wir, daß es ihrer fortschreitenden Forschung gelingen wird, uns mehr und mehr über jene Landplagen nach ihren Ursachen, Erscheinungen und Wirkungen aufzuklären.

Es werden dann mit der Zeit auch allerlei Märchen, die über die fremde Wanderseuche im Schwange sind und den Kindlein von bösen Ammen im furchtsamen Dunkel erzählt werden, aus den Köpfen der Gebildeten und Ungebildeten verschwinden.

Inhaltsverzeichnis

Die Cholera.

Erster Teil: Die einheimische Cholera.

Zweiter Teil: Die Kindercholera.

Dritter Teil: Die indische Cholera.

Erste Abteilung: **Die indische Cholera als Seuche.**

Zweite Abteilung: **Die indische Cholera als Krankheit.**

Zur historischen Biologie der Krankheitserreg

Materialien, Studien und Abhandlungen

gemeinsam mit V. FOSSEL, T. v. GYÖRY, W. HIS herausgegeben von

KARL SUDHOFF und GEORG STICKER

1. Heft M. —.40 Karl Sudhoff: **Historik und Seuchenforschung**
Georg Sticker: **Parasitologie und Loimologie**

2. Heft M. 1.40 Georg Sticker: **Die Bedeutung der Geschichte der Epidemien für die heutige Epidemiologie**

3. Heft M. 2.— Grafton Elliot Smith und Marc Armand Ruffer:
Pott'sche Krankheit an einer ägyptischen Mumie. Vorausgeschic
Karl Sudhoff: Zur Einführung und Orientierung

4. Heft M. 1.— Georg Sticker: **Zur historischen Biologie des Erregers der pandemischen Influenza**

5. Heft M. 2.50 Karl Sudhoff: **Mal Franzoso in Italien in der ersten Hälfte 15. Jahrhunderts.** Ein Blatt aus der Geschichte der Syphilis.

6. Heft M. 1.40 Tiberius von Györy: **Der Morbus Brunogallicus (1577).** Ein Beitrag zur Geschichte der Syphilisepidemien.

Gesundheit und Erziehung

2. Auflage. **Eine Vorschule der Ehe** Geb.

von Georg Sticker Bonn

In dem gediegen ausgestatteten Buche lernen wir den bekannten, vielseitigen Kli wieder von einer neuen Seite kennen und schätzen, nämlich als einen Popularphilosoph der Me oder besser Popularhygieniker, der von Herz zu Herz zu reden versteht. Es ist leicht, für den gebildeten Mann populär zu schreiben. Hier ist tiefes Denken, ü zeugende Kraft der Ausführungen mit edler Sprache und Originalität der F verknüpft. Stickers Buch zu lesen ist ein Genuß, den wir allen Kollegen von Herzen gön

Prof. Dr. J. Pagel (Berlin) in der Deutschen Ärzte-Zeitur

Über Naturheilkunst

Geh. 3 M. **von Georg Sticker Bonn** Geb. 4

Ungewöhnliche Begabung für den richtigen populären Ton, ein historisch und allge literarisch sehr reiches Wissen, aus dem die für die Veranschaulichung dienlichen Beispiele, möchte sagen, aus dem Ärmel geschüttelt erscheinen, ein glänzender Stil, das sind die Vor des trefflichen Büchleins.

Münch. Medizin. Wochenschri

Buchdruckerei des Waisenhauses in Halle a. d. Saale.

Eigentümlichkeit noch nicht entwickelte, gewissermaßen embryonische Bubonenpest, den schwarzen Tod als die vollausgebildete Pest und die Ausbrüche in der ersten Hälfte des neunzehnten Jahrhunderts als die letzten Züge der absterbenden Pest auffaßte und sich bis zuletzt nicht von der Vorstellung hat befreien können, die Pest habe sich stets aus bösartigen Fiebern entwickelt, und auf der Höhe von Epidemien könnten auch andere Krankheiten den Pestcharakter annehmen.

Vielmehr möchte ich die Veröffentlichung des vorliegenden Buches damit rechtfertigen, daß ich gleich in Bombay die richtige Antwort auf die Grundfrage bei der Erforschung der Pest gefunden habe, auf die Frage nach den Mitteln und Wegen ihrer Verbreitung.

In der Praxis der staatlichen Pestabwehr und Pestbekämpfung handelt es sich einzig um die Ansteckungsgefahren in der Pest. Solange wir diese nicht bis ins Einzelne kennen, ist die Pest unüberwindlich. Die kleinen Mitteilungen, worin ich damals die Mittel und Wege der Pest dargestellt und im Gegensatz zu den Lehren des Kontagionismus und Epidemizismus entwickelt habe, fanden keineswegs Anklang. Vielmehr blieben die meisten Sachverständigen bei dem Bemühen, dem alten Kontagionismus in neuer Form den Sieg zu verschaffen, und zuckten die Achseln, wenn Einer auf die Unzulänglichkeit der Meinung, alle Pestgefahr gehe einzig und allein und unmittelbar vom kranken Menschen aus, mit epidemiologischen und historischen Gründen hinwies. Im besten Falle gestanden sie den Ratten eine Teilnahme an der Pestverbreitung zu.

Inzwischen haben die fortschreitenden Erfahrungen in Indien und überall da, wo die Pest in den letzten Jahren zu ihrer Abwehr aufgefordert hat, mehr und mehr meine Darstellung bekräftigt, wonach die Pest ursprünglich eine Seuche verschiedener Nagetiere ist, wonach als unentbehrliche Zwischenträger zwischen Tier und Mensch blutsaugende Schmarotzer wirken, der Mensch dem Menschen unmittelbar gefährlich nur durch Anhusten, weit öfter mittelbar durch Ungeziefer wird und die Verpestung von Gewand, Gerät, Wohnung und Ware wiederum die Anwesenheit solchen Ungeziefers voraussetzt. — — — — — — — — — — — —

Die Zukunft wird uns, wenn wir wirklich praktische Epidemiologie treiben wollen, zwingen, endlich das furchtbare Dogma selbstsüchtiger Gewaltherren des vierzehnten Jahrhunderts, der Mensch allein oder der Mensch hauptsächlich sei in Epidemien dem Menschen gefährlich, zu verlassen und endlich aufzuhören, unser Wissen auf die Beziehungen zwischen Seuchenkeim und Mensch und etwa noch auf die notwendigsten Überträger und Zwischenträger, die der Kontagionismus heute schon widerwillig gelten lassen muß, zu beschränken. Die Zukunft wird von uns, falls wir den Anspruch erheben, Seuchengesetze zu machen und Seuchenpolizei zu treiben, verlangen, daß wir zuerst Loimologen seien, die mit erweitertem Blick alle die natürlichen Vorgänge, auf deren Boden sich mehr oder weniger zufällig und notwendig eine Epidemie entwickelt, zu überschauen vermögen. — — — — — — — — — — —

I. Band. — Die Pest.

Erster Teil: Die Geschichte der Pest.

Zweiter Teil: Die Pest als Seuche und als Plage.

Erste Abteilung: **Die Pest als Seuche.**

Verlag von Alfred Töpelmann (vormals J. Ricker) in Gießen

Verzeichnis der Karten, die dem ersten Teile beigegeben sind.

1. Pestheimat in Vorderasien. Zu den Jahren 1571, 1725, 1798, 1802, 1835, 1873, 1876, 1885 ff.
2. Pestheimat in Zentralafrika und Westarabien. Jahre 532, 1157, 1580, 1696, 1801, 1815, 1829, 1845, 1865, 1874, 1889, 1895, 1897, 1900.
3. Pestheimat im Himalaya. Jahre 1325, 1346, 1611, 1702, 1812, 1822, 1833, 1846, 1876, 1894; zugleich Übersichtskarte für die indischen Epidemien 1812, 1836, 1883, 1896 ff. — Hindukusch 1883, 1888, 1905 ff.
4. Pestlager in Osteuropa in den Jahren 1769 ff.
5. Pestheimat in Kaukasien und Armenien. 1798—1819, 1840 ff.
6. Pestausbruch im Kaukasus, 1828.
7. Österreichischer Pestkordon, 1830; zugleich Karte für die Epidemien 1769 bis 1772 und 1828 bis 1836.
8. Europäische Seequarantäneplätze und Pestherde im Jahre 1836.
9. Rußland. Pestheimat in den Kirgisensteppen. Zu den Jahren 1806, 1877, 1898, 1902 ff.; zugleich Übersichtskarte für die russischen und türkischen Epidemien 1352, 1692, 1727, 1737, 1769.
10. Pestheimat in Tibet und Yün-nan. 1757, 1840, 1866, 1871, 1878, 1892.
11. Insel Bombay. Pestausbruch 1896.
12. Erdkarte. Pestherde und Aussaaten von 1894 ab.

Aus Besprechungen des ersten und zweiten Teils:

Zuerst staunt man über die enorme Belesenheit des Verfassers, der seinem Feinde nicht nur in naturwissenschaftlichen und historischen Werken, sondern auch in vergilbten Stadtchroniken und in der scheinbar gänzlich unbeteiligten Dichtkunst nachspürte. *An historischer Genauigkeit und Treue läßt Sticker weit hinter sich, was je vor ihm geschrieben worden ist.* Aber man glaube ja nicht, die Lektüre dieser Extrakte sei ein trockener Genuß. Die Kunst der Darstellung ist so groß, daß das Ganze sich im Gehirn des Lesers zu einem historischen Roman von gigantischen Formen zusammenfügt, in welchem die Szenerie fortwährend wechselt, die Einheit der Handlung aber streng gewahrt bleibt. Wer einen Scheuklappenhorizont hat, lasse ja die Finger von dem Werk! Um so größeren Genuß werden davon diejenigen haben, die nicht ihre Schule für den Nabel der Welt und das Jahr 1908 für das Jahr der Vollendung halten, sondern die über Raum und Zeit in die grenzenlose Geschichte zu blicken vermögen. Buttersack (Berlin) in den Fortschritten der Medizin.

Es wendet sich eindringlich an den Pathologen und Kliniker von heute, an den Seuchenhygieniker und an die Leiter der Staaten, an die Gesundheitsbehörden im weitesten Sinne. Darum hat das Buch auch allen irgend entbehrlichen gelehrten Ballast aus der Seuchengeschichte abgestreift, giebt alle historischen Berichte über Ursprung und Verbreitung und Verheerungen früherer Epidemien nur in gut lesbarer Übersetzung, sieht von allen Citaten ab, um den starken Fluß der Darstellungen nirgends zu hemmen, und setzt als „pièce justificative" nur die Namen der Autoren in Klammer für den, der nach weiterer Nachricht verlangt oder die Quellen selbst prüfen will, wozu ihm auf Grund dieser Autoren und Namen das eingehende Literaturverzeichnis am Ende Gelegenheit giebt. Der Historiker hätte es vielleicht gern bequemer gehabt mit der Quellenkontrole und -benutzung, auch er wird sich gern den großen Zwecken beugen, zumal ihm das Buch von Sticker *ein auch quellenforschend, trefflich fundiertes Material ausgezeichnet bearbeitet bringt und so viel Licht in die Geschichte der Pest gebracht hat,* wie es auch die besten Gesamtdarstellungen der Vergangenheit oft sehr vermissen lassen. Sudhoff (Leipzig) in Schmidts Jahrbüchern der Medizin.

Der Verfasser ordnet den Stoff zu übersichtlichen „Jahrbüchern der Pest“, die so gründlich durchdrungen und verarbeitet sind, *daß die naturgemäß immer ähnlichen Schilderungen nie ermüden, sondern oft genug einen lebhaften kulturgeschichtlichen und rein menschlichen Reiz ausüben.* Deutsche Medizinische Wochenschrift.

Aber auch in Europa dürfen wir uns nicht in Sorglosigkeit wiegen; ausgezeichnet sind zwei Bilder, die der Verfasser davon entwirft, wie sich auch hier die Pest verbreiten könnte. Kißkalt (Berlin)
in der Deutschen Vierteljahrsschrift für öffentliche Gesundheitspflege.

Aus der Betrachtung der Pestgefahr für den Menschen, der Entwicklung und dem Verlauf der Epidemien, ihren Äußerungen und Folgen sowie aus der Geschichte der Pestabwehr *ergeben sich die von dem modernen staatlichen Programm vielfach abweichenden Grundzüge der Pestbekämpfung; die Aufgaben des Staates, die Mittel und Wege der zukünftigen Abwehr werden klar gezeichnet.*
F. Reiche (Hamburg) im Zentralblatt für innere Medizin.

So haben wir denn dank Stickers unheimlichem Wissen und seiner grandiosen Erfahrung ein zweibändiges Pestwerk vor uns, das auf der Höhe der Gegenwart stehend, eine universale Bedeutung besitzt und *ein dauerndes Monument in der deutsch-medizinischen Literaturgeschichte* bleiben wird. Pagel (Berlin) i. d. Medizinischen Presse.

Wie *dem Forscher* auf dem Gebiete der Seuchengeschichte das Werk Stickers *unentbehrlich* sein wird, ebenso kann dasselbe *dem beamteten Arzte, dem Kliniker, Pathologen und Hygieniker wie dem praktischen Arzte dringend zum Studium angeraten* werden, wenn er das Wesen und die Epidemiologie der Pest so erfassen will, wie sie vom wissenschaftlichen Standpunkte aus aufgefaßt werden muß.
Schöppler (Regensburg) in der Wiener Med. Wochenschrift.

. . . Manch einer wird denken, diese Dinge seien genugsam bekannt. Allein das Wesentliche ist der Standpunkt, von welchem aus man die Dinge betrachtet; und *da noch keiner einen solch universellen Standpunkt eingenommen hat, so resultieren daraus naturgemäß ganz neue Bilder und Anschauungen.* Freilich, wer einem Manne wie Sticker in die Vorzeit und in ferne Gegenden folgen will, muß schon etwas mehr besitzen als die üblichen Kenntnisse von heute, zum wenigsten einen bildsamen, aufnahmefähigen Geist . . . Indessen, wenn auch die Gegenwart diesen Gelehrten nicht in seinem ganzen Wert erkennt, so können wir Deutsche doch stolz sein, ihn zu besitzen. Keine andere Nation kann uns solche Männer nachmachen mit einem derartigen tiefgründigen Wissen und einem erhabenen Idealismus, der ihn unbekümmert um Beifall oder Tadel der Menge dahinschreiten läßt „froh seines Weges, froh seines Zieles“. Buttersack (Berlin) in den Fortschritten der Medizin.

Die Bewunderung des Historikers der Seuchen wächst von Seite zu Seite beim Lesen dieses überaus fleißigen, gründlichen und tiefdurchdachten Buches, das die Schärfe klinischer Beobachtung von heute und volle Beherrschung der bakteriologischen Ergebnisse, der gesamten modern-biologischen Mikroorganismenkunde und aller jüngsten ätiologischen Errungenschaften mit dem sorgsamsten Studium der in den Archiven der Seuchen historisch bewahrten dokumentalen Quellen aufs glücklichste vereinigt.
Sudhoff (Leipzig) i.d. Mitteilungen zur Geschichte d. Medizin u. d. Naturwissenschaften.

The book shows evidence of great industry on the part of the author in collecting together historical and modern information on plague. *As a work of reference the book will surely prove invaluable.* The Journal of Hygiene.

Mit Recht hat St. bei seinem Riesenunternehmen zunächst an die Geschichte gedacht. Sie ist das A und O auch der praktischen Arbeit nach dem bekannten Ausspruch, daß die Geschichte einer Wissenschaft die Wissenschaft selbst ist. Daß St. *in beiden Gebieten, dem praktisch- wie dem historisch-medizinischen gleich berufener und bewährter Meister* ist, das haben seine bisherigen klinischen und hygienischen, populären wie populär-wissenschaftlichen Arbeiten bewiesen. Das beweist auch seine Universal-Pestgeschichte, von der wir wünschen, daß ihre Schwestern nicht zu lange auf sich warten lassen mögen. Pagel (Berlin) in der Deutschen Literaturzeitung.

C. G. Röder G. m. b. H, Leipzig.

C. G. Röder G. m. b. H., Leipzig. 847714

www.ingramcontent.com/pod-product-compliance
Lightning Source LLC
LaVergne TN
LVHW042248300926
849161LV00003B/514